W0044735

Cholesterin

Risiko für Herz und Gefäße

EDITA POSPISIL

Ein Wort zuvor

WENN IHNEN VOM ARZT GERATEN WURDE, wegen zu hoher Cholesterinwerte Ihre Ernährung entsprechend umzustellen, haben Sie neben der Änderung Ihrer bisherigen Ernährungsweise noch ein weiteres Problem: Sie stehen etwas verloren im Supermarkt und fragen sich, welche der vielen angebotenen Lebensmittel Sie mit gutem Gewissen genießen können.

UND HIER WILL DER GU KOMPASS CHOLESTERIN ansetzen. Er informiert genau und zielgerichtet über Lebensmittel und gibt die notwendigen Informationen über ihren Fett-, Cholesterin-, Ballaststoff- und Energiegehalt, auf die es bei einer cholesterinsenkenden Ernährung besonders ankommt. Durch die übersichtliche Anordnung fällt es leicht, Lebensmittel miteinander zu vergleichen und dann die richtige Wahl zu treffen. Damit kann verhindert werden, dass durch falsche Ernährung die erhöhten Cholesterinwerte noch weiter ansteigen. Doch muss es erst zu bedrohlichen Situationen kommen, bevor man darüber nachdenkt, wie geänderte Ernährungs- und Lebensgewohnheiten zu einem gesünderen Lebensstil führen?

WIE VIELE ANDERE Ernährungswissenschaftler bin auch ich der Meinung, dass sich jeder frühzeitig mit den Folgen einer falschen Ernährung beschäftigen sollte. Dieser Kompass liefert Ihnen hierzu die Grundlage. Lernen Sie rechtzeitig, sich fett- und cholesterinbewusst zu ernähren. Der Kompass hilft auch, einen bereits erhöhten Cholesterinspiegel durch eine fettmodifizierte Ernährung zu senken.

In diesem Sinne wünscht Ihnen »Gute Gesundheit«
Ihre Edita Pospisil

Risikofaktor Cholesterin

Cholesterinspiegel senken – leicht gemacht

Hat auch Ihnen Ihr Arzt nach einer Blutuntersuchung, die erhöhte Cholesterinwerte auswies, dringend geraten, Ihre Ernährung umzustellen und Ihre Lebensweise zu ändern? Konnte er Sie davon überzeugen, dass Sie nur auf diese Weise der Gefahr entgehen, über kurz oder lang wirklich schwer krank zu werden?

Diese Stoffwechselerkrankung, auch Hypercholesterinämie genannt, verursacht zu Beginn keine akuten Beschwerden, es treten keine Schmerzen auf, nicht einmal ein Krankheitsgefühl. Deshalb werden erhöhte Cholesterinwerte meist nur zufällig erkannt, leider oft viel zu spät. Dann nämlich, wenn sich die meist irreparablen Folgeschäden an den Blutgefäßen und Körperorganen bereits entwickelt haben.

Um eben dieser Gefährdung vorzubeugen, sollte jeder Erwachsene seine Cholesterinwerte im Rahmen einer Vorsorgeuntersuchung bestimmen lassen: Die Krankenkassen bieten ihren Mitgliedern ab 35. Lebensjahr an alle zwei Jahre einen kostenlosen »Gesundheits-Check-up«. Nutzen Sie dieses Angebot! Nur mithilfe von regelmäßig durchgeführten Vorsorgeuntersuchungen können Risikofaktoren frühzeitig aufgedeckt und behandelt werden.

Die Untersuchungsergebnisse zeigen, dass mehr als die Hälfte der über 45-jährigen Bundesbürger erhöhte Cholesterinwerte haben. Diese alarmierend hohe Zahl spricht für sich selbst.

Wenn Sie von Ihrem Arzt bereits die Information bekommen haben, dass Ihre Cholesterinwerte erhöht sind, sollten Sie also sofort etwas für Ihre Gesundheit tun:

- Stellen Sie Ihre Ernährung um. Dieser Kompass kann Ihnen dabei eine wertvolle Hilfe sein. Sie finden darin Ernährungsrichtlinien und Anleitungen (ab Seite 10) sowie übersichtlich zusammengestellte Lebensmittel-tabellen (Seite 31 bis 111), die es Ihnen leicht machen, aus dem heute so reichhaltigen Angebot die für Sie richtigen Lebensmittel auszuwählen.
- Ändern Sie Ihre Lebensweise, und achten Sie auf eine fettmodifizierte Ernährung im täglichen Leben (ab Seite 14). Eine richtige Lebensweise senkt wesentlich das Risiko für die Entwicklung von Arteriosklerose.

Bevor ich Ihnen Hilfen für die Praxis nenne, möchte ich Ihnen erläutern, was Cholesterin ist, wie es zu einer Erhö-hung im Blut kommt und welche Bedeutung erhöhte Werte für unsere Gesundheit haben. Wenn Sie um diese großen Zusammenhänge wissen, wird es Ihnen leichter fallen, Ernährung und Lebensweise zu ändern.

Cholesterin, lebenswichtiges Blutfett

Cholesterin ist ein lebenswichtiges Blutfett mit einer gan-zen Reihe von Aufgaben: Es ist Baustein aller Zellwände, Teil der Isolierschicht unserer Nervenzellen und unent-behrlich für die Bildung der verdauungsfördernden Gallensäuren. Außerdem ist es Muttersubstanz für das zur Knochenbildung wichtige Vitamin D sowie für die Geschlechtshormone und die Hormone der Nebennieren-rinde, die lebenswichtige Stoffwechselvorgänge steuern. Sie sind unter anderem für unser Stressverhalten und die Funktionen unseres Abwehrsystems zuständig.

Cholesterin wird zum größten Teil im Körper selbst ge-bildet (vor allem in der Leber) und zum kleineren Teil mit der Nahrung zugeführt. Um seine Funktionen erfüllen zu können, muss Cholesterin zu vielen Organen gelangen; mit dem Blut wird es durch den Körper transportiert. Ein bestimmter Cholesteringehalt (Cholesterinspiegel) ist also stets im Blut vorhanden (siehe Werte Seite 7). Ist der Cholesteringehalt jedoch dauerhaft erhöht, kann dies – daran besteht heute kein Zweifel mehr – zu Arterienverkalkung (Arteriosklerose) führen.

Erhöhte Blutfettwerte: Gefahr der Arteriosklerose

Da Cholesterin wasserunlöslich ist, wird es im Blut von Lipoproteinen (Fett-Eiweiß-Körper) transportiert. Die wichtigsten sind die Lipoproteine niedriger Dichte, die LDL, und die Lipoproteine hoher Dichte, die HDL. Die LDL transportieren das Cholesterin im Blut zu den Körperorganen, wo es durch spezielle Aufnahmestellen (Rezeptoren) in die Zellen eingeschleust wird. Werden zu viele LDL produziert oder sind nicht genügend Aufnahmestellen vorhanden, reichern sich die LDL im Blut an. Makrophagen (Fresszellen) fungieren als Schutzpolizei im Blut und nehmen die überschüssigen LDL so lange auf, bis sie völlig überfressen in den Arterienwänden liegen bleiben. Dann verwandeln sie sich zu Schaumzellen, welche die Arterienwände schädigen. Im Laufe der Zeit wölben sich kleine Pölsterchen vor, die Arterien verengen sich und gefährden die Blutversorgung.

Die Entstehung von Verengungen in den Arterien bis hin zum Arterienverschluss, die Arteriosklerose mit ihren verschiedenen Schweregraden, wird also durch zu viel LDL-Cholesterin gefördert, das deshalb auch das »böse« Cholesterin genannt wird.
Die HDL nehmen das abgelagerte LDL-Cholesterin aus den Makrophagen und den Arterienwänden auf und transportieren es zur Leber, wo es zu Gallensäuren verstoffwechselt und in den Darm ausgeschieden wird.
Da es den Körper von zu viel »bösem« LDL-Cholesterin befreien kann, wird HDL-Cholesterin als »gutes« Choles-

terin bezeichnet. Es schützt vor arteriosklerotischen Ablagerungen in den Gefäßen.

Bei einem erhöhten Cholesterinspiegel sind häufig auch die anderen Blutfette (Triglyceride) erhöht. Dadurch wird, um es einfach zu sagen, das Blut dicker, und es fließt langsamer. Dabei können sich Blutgerinnsel schneller bilden, die an einer Arterienverengung aufpfropfen und einen plötzlichen Arterienverschluss und seine Folgen wie Herzinfarkt und Schlaganfall verursachen.

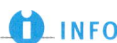 **INFO**

Das Risiko, an Arteriosklerose zu erkranken, wird deutlich gesenkt, wenn die LDL-Werte möglichst niedrig und die HDL-Werte möglichst hoch sind. Das Verhältnis LDL zu HDL sollte unter 3 liegen.
Auch die Triglyceridwerte müssen im Normbereich liegen (siehe Werte unten), will man einer Gefährdung durch Arteriosklerose vorbeugen!

Richtwerte für normale Blutfette

	mg/dl	(mmol/l)
Gesamtcholesterin	‹200	‹5,2
LDL-Cholesterin	‹160	‹4,2
HDL-Cholesterin	›40	›1
Verhältnis LDL zu HDL	‹3	‹3
Triglyceride	‹200	‹2,3
› = größer als ‹ = kleiner als		

Das Risiko, an Arteriosklerose zu erkranken, ist bei normalen Blutfetten niedrig. Es ist jedoch erhöht, wenn ein Herzinfarkt bei Blutsverwandten in niedrigem Alter (bei Männern vor dem 60., bei Frauen vor dem 70. Lebensjahr) aufgetreten ist. Es steigt an, wenn das LDL-Cholesterin erhöht und das HDL-Cholesterin zu niedrig ist.

Und es ist sehr hoch, wenn zugleich zusätzliche Risikofaktoren wie Übergewicht, Bluthochdruck, Zuckerkrankheit oder Rauchen vorliegen.

Ursachen für erhöhte Blutfette

Erhöhte Gesamtcholesterinwerte zwischen 200 und 300 mg/dl (5,2–7,8 mmol) und/oder erhöhte Triglyceridwerte über 200 mg/dl (2,3 mmol) sind in der Regel durch eine zu fett- und zu kalorienreiche Ernährung bedingt. Bei fettreicher Ernährung wird vermehrt LDL-Cholesterin gebildet, das ab einer gewissen Grenze nicht mehr in die Zellen aufgenommen wird, und es verbleibt im Blut. Diese falsche Ernährung führt langfristig auch zu Übergewicht. Bei Übergewichtigen ist neben Triglyceriden nicht nur das »böse« LDL-Cholesterin erhöht, sondern zugleich sind die Werte des »guten« HDL-Cholesterins zu niedrig.

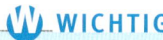 **WICHTIG**

Die Umstellung auf eine fettärmere Ernährung und die Gewichtsreduktion bei Übergewicht sind unabdingbar zur Senkung der erhöhten Blutfettwerte!

Ein erhöhter Cholesterinspiegel mit hohem LDL-Anteil kann auch verursacht sein durch eine ererbte Fettstoffwechselstörung. Bei dieser Erbanlage, die bei einem von 500 Menschen vorliegt, sind die Aufnahmestellen für das LDL-Cholesterin vermindert, sodass es nicht in ausreichender Menge von den Zellen aufgenommen wird. Es staut sich im Blut. Werden gleichzeitig Fett und Cholesterin zu reichlich mit der Nahrung zugeführt, verschlimmert sich die Störung, und das LDL-Cholesterin im Blut steigt noch mehr an. Auch erhöhte Triglyceridwerte können erblich bedingt sein; zu viele Kalorien, insbesondere zu viel Fett, Zucker und Alkohol, verschlimmern auch diese Störung.

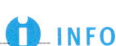 **INFO**

Auch bei einer ererbten Fettstoffwechselstörung ist die richtige Ernährung unentbehrlicher Teil der Behandlung. Sie hilft, die Einnahme von Medikamenten gering zu halten, die in der Regel lebenslang erfolgen muss. Und je niedriger die Dosis, desto besser ihre Verträglichkeit.

Durch Krankheiten wie Diabetes, Leber- und Nierenstörungen sowie Fehlfunktionen der Schilddrüse können erhöhte Blutfettwerte auch verursacht sein. Die Behandlung dieser Erkrankungen steht im Vordergrund. Der Arzt bestimmt Art und Ausmaß einer Ernährungsumstellung.

Arteriosklerose vorbeugen

Sie wissen jetzt, dass erhöhte Blutfette, insbesondere ein erhöhtes LDL-Cholesterin und ein niedriges HDL-Cholesterin, gravierende Auswirkungen auf unsere Gefäße (Arterien) haben können. Bluthochdruck, Zuckerkrankheit, Bewegungsmangel, dauerhafter Überforderung (Stress) und Rauchen sind die wichtigsten Risikofaktoren für eine Arterienverkalkung. Damit verbunden sind auch Herz-Kreislauf-Erkrankungen infolge Durchblutungsstörungen, bis hin zum Arterienverschluss und seine Folgen wie Herzinfarkt und Schlaganfall.
Jeder zweite Todesfall in der BRD ist auf arteriosklerotisch bedingte Herz-Kreislauf-Erkrankungen zurückzuführen. Es ist somit wahrscheinlich, dass die Hälfte von uns an einem Herzinfarkt oder einem Schlaganfall sterben wird. Das Fatale dabei ist, dass bereits Menschen in der Lebensmitte betroffen sind. Deshalb sollten unsere Bemühungen dahin gehen, durch rechtzeitige Vorbeugungsmaßnahmen ein frühzeitiges Auftreten von einer Arteriosklerose möglichst weit hinauszuzögern oder sogar zu verhindern. Dadurch ließen sich viele lebenswerte Jahre gewinnen.

Wer einer Arteriosklerose vorbeugen will, der sollte sein LDL-Cholesterin möglichst niedrig und sein HDL-Cholesterin möglichst hoch halten. Eine besonders effektive Maßnahme zur LDL-Cholesterinsenkung ist eine fettmodifizierte Ernährungsweise, die arm an tierischen Fetten ist. Dies gilt auch dann, wenn bereits Medikamente zur Senkung des LDL-Cholesterins erforderlich sind. Eine Erhöhung des HDL-Cholesterins wird vor allem durch den Abbau von Übergewicht und eine Steigerung der körperlichen Aktivität erreicht.

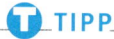 **TIPP**

Warten Sie deshalb nicht mit Ihrer Entscheidung: Je eher Sie Ihre Ernährung umstellen, Ihre Lebensweise ändern, desto besser sind Ihre Chancen, gesund alt zu werden.

Blutfette senken – Schritt für Schritt

Achten Sie auf Ihr Gewicht!

Bei übergewichtigen Menschen kommt es, im Vergleich zu Normalgewichtigen, doppelt so oft zu erhöhtem LDL-Cholesterin, zugleich niedrigem HDL-Cholesterin und drei- bis viermal häufiger zu erhöhten Triglyceriden. Allein durch mäßige Gewichtsreduktion von einigen Kilogramm können erhöhte Triglycerid- und LDL-Cholesterinwerte gesenkt und gleichzeitig die gefäßschützenden HDL-Cholesterinwerte erhöht werden.

Stellen Sie fest, ob Sie Übergewicht haben. Auf der nächsten Seite lesen Sie, wie Sie Ihren Body-Mass-Index (Körper-Masse-Index) errechnen und auswerten.

Bei Übergewicht sollten Sie Ihre Energiezufuhr unter Ihren Energiebedarf einschränken. Orientieren Sie sich an den Referenzwerten für Energiebedarf bei leichter Tätigkeit (Seite 12). Um ein Kilogramm Körperfett abzubauen, müssen etwa 7000 Kilokalorien eingespart werden. Das erreichen Sie am besten, indem Sie den Fettverzehr und damit die Kalorienzufuhr einschränken und den Kalorienverbrauch durch mehr körperliche Aktivität erhöhen. Bei leichtem Übergewicht (BMI bis 30) sollten Sie mindestens zwei bis drei Kilogramm, bei starkem Übergewicht (BMI über 30) mindestens fünf bis zehn Kilogramm abnehmen. Setzen Sie sich ein langfristiges Ziel, etwa drei, sechs oder zwölf Monate. Ideal ist eine Gewichtsabnahme von ein bis zwei Kilogramm pro Monat.

Body Mass Index (BMI)

$$BMI = \frac{\text{Gewicht in kg}}{(\text{Körpergröße in m})^2} = \frac{\text{Gewicht in kg}}{\text{Körpergröße in m} \times \text{Körpergröße in m}}$$

BMI-Bewertungstabelle

	BMI	
	Frauen	Männer
Normalgewicht	19–24	20–25
Übergewicht	24–30	25–30
starkes Übergewicht	30–40	30–40
extremes Übergewicht	>40	>40

SO BERECHNET SICH DER BMI

Eine Frau wiegt 65 kg und ist 1,65 m groß
BMI-Formel: 65 : (1,65 x 1,65) = 23,8
BMI-Bewertung: Normalgewicht

Ein Mann wiegt 90 kg und ist 1,80 m groß
BMI-Formel: 90 : (1,80 x 1,80) = 27,8
BMI-Bewertung: Übergewicht

Verteilen Sie Ihre Nahrungszufuhr statt auf drei große besser auf fünf kleinere Mahlzeiten am Tag, um den Heißhun-
ger, der zum unkontrollierten Essen verführt, nicht ent-
stehen zu lassen! Für einen kleinen Imbiss zwischen den
etwas kleineren Hauptmahlzeiten sind frisches Obst und
fettarme Milchprodukte besonders gut geeignet. Achten
Sie auf Ihr Gewicht, auch wenn Sie normalgewichtig sind!

Energiebedarf bei sitzender Tätigkeit

Alter in Jahren	Frauen		Männer	
	kcal*/Tag	kJ*/Tag	kcal*/Tag	kJ*/Tag
19–25	1900	7900	2500	10600
26–50	1900	7900	2400	10200
51–65	1800	7400	2200	9400
über 65	1600	6900	2000	8500

* kcal = Kilokalorie, kJ = Kilojoule (1 kcal = 4,2 kJ)
(Referenzwerte für Erwachsene mit Normalgewicht)

Essen Sie weniger Fett!

Fette sind die kalorienreichsten Nährstoffe. Werden sie
im Übermaß verzehrt, führen sie zu Übergewicht. Je fettreicher die Nahrung, desto höher auch die Blutfette LDL-
Cholesterin und Triglyceride. Ihre Fettzufuhr sollte deshalb nicht mehr als 30 % der täglichen Energiezufuhr
betragen. Das sind bei 1800 bis 2400 kcal etwa 60 bis 80 g
Fett pro Tag, bei einer Reduktionskost mit etwa 1500 kcal,
wenn Sie abnehmen sollen, nur 50 g (1 g Fett = 9 kcal).
Achten Sie vor allem auf »verstecktes« Fett in Milchprodukten, Fleisch- und Wurstwaren sowie in Torten, Schokolade, Nüssen und Fertiggerichten. Nehmen Sie höchstens die Hälfte Ihrer täglichen Fettzufuhr (30 bis 40 g) als
verstecktes Fett zu sich (bei Reduktionskost entsprechend
weniger). 100 g Landjäger beispielsweise enthalten 42 g Fett,
100 g geräucherte Putenbrust dagegen weniger als 3 g Fett,
eine Portion Pommes frites (150 g) enthält 26 g Fett, Salz-
kartoffeln dagegen 0 g Fett. Bevorzugen Sie deshalb stets

die fettärmeren Alternativen, die zugleich auch viel weniger Kalorien enthalten und Ihnen helfen, dem Übergewicht vorzubeugen oder es leichter abzubauen.

Halten Sie Maß auch bei »sichtbarem« Fett, das Sie aufs Brot streichen und für die Speisen- und Salatzubereitung als Öl verwenden. 30 bis 40 g sichtbares Fett pro Tag (bei Reduktionskost entsprechend weniger) sind genug.

Schränken Sie vor allem die Aufnahme von gesättigten Fettsäuren ein!

Nahrungsfette enthalten gesättigte sowie einfach und mehrfach ungesättigte Fettsäuren in unterschiedlichen Anteilen. Gesättigte Fettsäuren erhöhen das »böse« LDL-Cholesterin, indem sie die Aufnahmestellen an den Zellen für das LDL-Cholesterin vermindern. Tierische Fette enthalten viele gesättigte Fettsäuren und viel Cholesterin; sie sollten daher besonders stark eingeschränkt werden (siehe Seite 17).
Pflanzliche Fette dagegen sind reich an einfach und mehrfach ungesättigten Fettsäuren (Ausnahme: Kokos- und Palmkernfett) und cholesterinfrei, sie haben die Eigenschaft, erhöhtes LDL-Cholesterin günstig zu beeinflussen. Fischöle, obwohl tierische Fette, enthalten mehrfach ungesättigte Fettsäuren (Omega-3-Fettsäuren), die insbesondere erhöhte Triglyceridwerte senken und die Fließeigenschaften des Blutes verbessern. Auf diese Weise vermindern sie die Gefahr einer Gerinnselbildung (siehe Seite 7).

Auch bei einer fettarmen Ernährung kommt es deshalb auf ein optimales Fettsäurenverhältnis, die sogenannte Fettmodifizierung, an. Sie besteht darin, dass der Anteil an gesättigten Fettsäuren möglichst niedrig ist (7–10 %), der an einfach ungesättigten Fettsäuren überwiegt (10–15 %) und der an mehrfach ungesättigten Fettsäuren ausreichend, aber nicht zu hoch ist (7–10 %).

Das Nahrungscholesterin hat nach neuen Erkenntnissen auf das LDL-Cholesterin, im Vergleich zu dem im Körper selbst gebildeten Cholesterin, nur einen unbedeutenden Einfluss. Der Umstand, dass Cholesterin in allen tierischen Lebensmitteln steckt, die reich an gesättigten Fettsäuren sind (und somit das »böse« LDL-Cholesterin erhöhen), legt jedoch nahe, den Verzehr tierischer Lebensmittel allgemein einzuschränken; sinnvoll sind maximal 300 mg Cholesterin pro Tag.

Fettmodifizierte Ernährung im täglichen Leben

- Essen Sie nicht jeden Tag Fleisch, am besten nur dreimal pro Woche. Es sollte nur Beilage und nicht Hauptbestandteil Ihrer Mahlzeit sein. Essen Sie weniger Wurst. Bevorzugen Sie stets fettarme Sorten, die wenig gesättigte Fettsäuren enthalten.
- Essen Sie mindestens einmal, besser zweimal pro Woche Seefisch. Vor allem Hering, Makrele und Lachs enthalten triglyceridsenkende Omega-3-Fettsäuren. Wegen des Jodgehalts sind auch alle anderen Fischarten geeignet.
- Essen Sie an den übrigen Tagen der Woche Hauptgerichte aus Getreide, Teigwaren, Kartoffeln, Naturreis, Soja, Hülsenfrüchten und Gemüse.
- Ergänzen Sie Ihre Kost täglich durch fettarme Milchprodukte. Je niedriger deren Fettgehalt, desto weniger gesättigte Fettsäuren enthalten sie!
- Verzichten Sie auf besonders cholesterinreiche Nahrungsmittel wie Hirn, Innereien, Eier sowie Krusten- und Schalentiere. Sie sollten pro Tag weniger als 300 mg Cholesterin mit der Nahrung zuführen.
- Belegen Sie Ihr Brot (bevorzugt Vollkornbrot) statt mit Wurst öfter mit pflanzlichen Brotaufstrichen, Magerquarkzubereitungen, magerem Käse oder Geflügelsülze.
- Greifen Sie besser zu frischem Obst als Dessert anstatt zu süßen, fetthaltigen Nachspeisen.
- Naschen Sie lieber ein paar Nüsse oder Kerne statt Kartoffelchips, Kräcker, Kuchen oder Schokolade.

- Verwenden Sie für die Zubereitung von Speisen und Salaten stets Pflanzenöle und als Streichfett Diät-Halbfettmargarine (siehe Seite 18).
- Fettarme Zubereitungsarten und Tipps, welches Fett wofür geeignet ist, finden Sie ab Seite 24.

Essen Sie reichlich Kohlenhydrate!

Mindestens die Hälfte Ihrer täglichen Kalorienmenge sollten Sie mit kohlenhydratreichen Lebensmitteln aufnehmen. Das sind Getreideprodukte wie Brot und Teigwaren, Reis, Haferflocken, Kartoffeln, Hülsenfrüchte, Gemüse und Obst. Bevorzugen Sie Vollkorn- und wenig verarbeitete Produkte, da sie wegen ihres höheren Gehalts an Ballaststoffen, Vitaminen, Mineralstoffen und weiteren bioaktiven Substanzen besonders wertvoll sind (siehe unten). Eine kohlenhydrat- und ballaststoffreiche Ernährung sorgt für eine gute, lang anhaltende Sättigung und macht es Ihnen leichter, Kalorien einzusparen.
Im Vergleich dazu sind Süßigkeiten, Zucker und zuckerreiche Getränke keine besonders wertvollen Kohlenhydrate. Gehen Sie mit diesen Lebensmitteln bewusst um.

Nutzen Sie die Vorteile pflanzenreicher Kost!

Bei einem hohen Anteil pflanzlicher Lebensmittel in der Nahrung, wie in den Mittelmeerländern üblich, kommen Herz-Kreislauf-Erkrankungen nur selten vor. Viele pflanzliche Nahrungsmittel haben offensichtlich einen natürlichen Arterioskleroseschutz, den wir nutzen sollten.
Ballaststoffe in Hülsenfrüchten, Hafer, Obst und Gemüse senken einen erhöhten LDL-Cholesterinspiegel.
Vitamin E in Vollkornprodukten, Ölen und Nüssen und **Vitamin C** in Obst, Gemüse, Salaten und Kräutern schützen das LDL-Cholesterin vor Oxidation (siehe Seite 19).
Bioaktive Substanzen (sekundäre Pflanzenstoffe) wie **Carotinoide** (Betacarotin in gelben, orangfarbenen und

grünen Gemüsen und Früchten) oder **Lycopin** (in Tomaten) wirken cholesterin- und blutdrucksenkend, bis hin zu oxidations- und blutgerinnungshemmend. Dasselbe gilt für **Sulfide** in Knoblauch und Zwiebeln, **Flavonoide** (wie Anthocyane) in Beeren, blauen Trauben und in Rotwein, **Phytosterine** in Nüssen, Kernen und Samen und **Saponine** in Hülsenfrüchten und Kräutern (wie Salbei oder Rosmarin). Die **Eiweiße der Sojabohne** senken nachweislich das LDL-Cholesterin.

- Nutzen Sie die Vorteile von pflanzlichen Nahrungsmitteln, und erhöhen Sie deshalb ihren Anteil in der täglichen Kost. Sie sollten der Hauptbestandteil Ihrer Mahlzeiten sein.
- Achten Sie darauf, dass Sie täglich mindestens 30 g Ballaststoffe aufnehmen. Den Ballaststoffgehalt der Nahrungsmittel finden Sie in den Tabellen.
- Essen Sie täglich zwei Stücke (200 g) frisches Obst, zum Teil auch als Fruchtsaft, und drei Portionen (300 g) Gemüse, zum Teil auch als Rohkost, Salat und Gemüsesaft.
- Tauschen Sie Milchprodukte und Wurstwaren öfter gegen Sojaquark (Tofu), Sojacreme und -Brotaufstriche sowie Fleisch gegen Sojaprodukte, die Sie ähnlich wie Fleisch zubereiten können. In der Tabelle (ab Seite 67) finden Sie viele Lebensmittel mit Soja.

Schränken Sie bei erhöhten Triglyceridwerten den Zucker- und Alkoholkonsum ein!

Beachten Sie, dass in Kuchen, Marmelade, süßen Milchprodukten, vor allem aber in süßen Getränken versteckter Zucker enthalten ist.

- Süßen Sie statt mit Zucker oder Honig mit kalorienfreien Süßstoffen, und bevorzugen Sie Nahrungsmittel und Getränke, die mit Süßstoffen gesüßt sind.
- Auf alkoholische Getränke sollten Sie verzichten.

Bewegung und Entspannung sind wichtig!

Durch Bewegung (erhöht das gute HDL), Entspannung (senkt den Blutdruck) und Verzicht auf Nikotin (Nervengift) schützen Sie zusätzlich Ihre Blutgefäße.

Es gibt viele Möglichkeiten, Bewegung in Ihren Alltag einzubauen: statt dem Lift die Treppe benutzen, jeden Abend um den Block gehen etc. Noch effektiver sind natürlich Ausdaueraktivitäten wie Walking, Radfahren oder Schwimmen für 30 Minuten, zwei- bis dreimal pro Woche. Konsultieren Sie jedoch nach einer längeren Sportpause vorher Ihren Arzt.

Auch bei der Entspannung ist es nicht so wichtig, was Sie unternehmen, sondern dass Sie etwas machen: Sich einfach ein paarmal am Tag hinlegen, ruhig atmen, an nichts denken oder autogenes Training oder Yoga in der Volkshochschule lernen – es gibt viele Entspannungsmöglichkeiten dieser Art; nutzen Sie diese Hilfsmittel regelmäßig! Wenn Sie auf diese Weise ein besseres Körperbewusstsein bekommen haben, fällt es Ihnen leichter, mit dem Rauchen ein für alle Mal aufzuhören. Wenn Sie dabei die Hilfe durch eine Gruppe benötigen, sollten Sie sich an Volkshochschulen oder Gesundheitsbildungsstätten wenden.

Steckbrief: Fette

Der durchschnittliche Fettverzehr liegt bei 130 g pro Tag. Das ist viel zu hoch! 60 bis 80 g sind das richtige Maß. An erster Stelle sollte bei »versteckten« Fetten gespart werden, denn sie sind am hohen Fettverzehr am meisten beteiligt.

Versteckte Fette

Versteckte Fette sind überwiegend tierischen Ursprungs und enthalten einen hohen Anteil an gesättigten Fettsäuren, die das »böse« LDL-Cholesterin erhöhen. Das gilt zum kleineren Teil auch für Fette pflanzlicher Herkunft, die beispielsweise in Schokolade und Pralinen (Kakaobutter), Kuchen und Gebäck (Backmargarine) oder in Kartoffelchips (Frittierfett) versteckt sind.

Mithilfe des Kompasses können Sie den Fettgehalt der Lebensmittel ermitteln. Die Grafik auf den Seiten 20 bis 21 zeigt Ihnen, wie viel davon in etwa gesättigte Fettsäuren sind. Die Aufnahme von gesättigten Fettsäuren sollte weniger als ein Drittel der Fettmenge pro Tag ausmachen. Eine genaue Berechnung ist aber nicht notwendig.

REGELN FÜR VERSTECKTE FETTE

- Achten Sie darauf, dass Sie täglich nicht mehr als 30 bis 40 g verstecktes Fett zu sich nehmen (bei Reduktionskost etwas weniger).
- Schränken Sie bewusst den Verzehr von tierischen Lebensmitteln ein.
- Bei Lebensmitteln, deren Fett zu mehr als 35 % aus gesättigten Fettsäuren besteht (Wurst, Käse), sollten Sie immer die fettarmen Sorten wählen.
- Lebensmittel, zu denen es keine fettarme Alternative gibt, sollten Sie meiden oder zumindest die Verzehrmenge einschränken.

Sichtbare Fette

Bei sichtbaren Fetten ist es viel einfacher, die Fettzufuhr im Auge zu behalten. Dabei sind Pflanzenöle und -margarine den tierischen Fetten wie Butter und Schmalz sowie auch pflanzlichen Hartfetten wie Kokosfett (Frittierfett) oder herkömmlichen Margarinen (teilweise gehärtet) vorzuziehen. In pflanzlichen Fetten dominieren die einfach und mehrfach ungesättigten Fettsäuren (Seite 22 bis 23), die für unsere Gesundheit eine wichtige Rolle spielen.

Nach heutiger Kenntnis wirken einfach ungesättigte Fettsäuren wahrscheinlich auf zweierlei Weise der Arteriosklerose entgegen. Sie wirken neutral bis leicht cholesterinsenkend auf das LDL-Cholesterin und schützen es vor der Oxidation. Oxidiertes LDL-Cholesterin wird bevorzugt von den Makrophagen aufgenommen und in die Gefäßwände eingelagert. Deshalb soll unsere Fettzufuhr überwiegend aus einfach ungesättigten Fettsäuren bestehen. Sie sind besonders viel in Olivenöl, Rapsöl und Erdnussöl enthalten.

Mehrfach ungesättigte Fettsäuren (reichlich in Distel-, Maiskeim-, Sonnenblumen-, Soja- und Diätöl) sind zum einen lebenswichtig (unser Körper braucht sie, kann sie aber nicht selbst herstellen), zum anderen senken sie das »böse« LDL-Cholesterin. Ihr Anteil sollte jedoch weniger als ein Drittel der täglichen Fettmenge ausmachen, da sie sonst auch das »gute« HDL-Cholesterin senken und die Oxidation von LDL-Cholesterin begünstigen.

REGELN FÜR SICHTBARE FETTE

Achten Sie darauf, dass Sie täglich nicht mehr als 30 bis 40 g sichtbares Fett zu sich nehmen (bei Reduktionsdiät etwas weniger). Dieser Menge entspricht:

- 1–2 Esslöffel Oliven- oder Rapsöl (reich an einfach ungesättigten Fettsäuren) für die Zubereitung von warmen Speisen,
- 1 Esslöffel Distel-, Maiskeim-, Sonnenblumen-, Soja- oder Diätöl (reich an mehrfach ungesättigten Fettsäuren) für das Anmachen von Salaten,
- 1 gestrichener Esslöffel Diät-Halbfettmargarine (reich an mehrfach ungesättigten Fettsäuren) als Streichfett auf dem Brot.

Wie Sie beim Kochen und in der kalten Küche mit ebenso wenig sichtbarem Fett auskommen, erfahren Sie auf den Seiten 24 bis 26.

Versteckte Fette

Milch, Milchprodukte, Käse, Eiscreme

Schokolade, Pralinen, Weichkaramellen, Nuss-Nougat-Creme

Kuchen, Gebäck, Kekse, Kräcker, Blätterteiggebäck

Fettes Fleisch, Fleisch mit Fettrand, Fertiggerichte, Fast Food

Mageres Fleisch, Wurstwaren, Fleischwaren

Fette Fische (Aal, Hering, Lachs, Makrele, Sprotte, Thunfisch)

Fische (Scholle), Meeresfrüchte (Austern, Scampi, Muscheln)

Cashew-, Para-, Erdnüsse

Kürbiskerne, Sesam-, Mohnsamen

Pekan-, Walnüsse, Mandel-, Pinien-, Pistazien-, Sonnenblumenkerne

Prozentanteil der gesättigten und ungesättigten Fettsäuren
am Gesamtfettgehalt

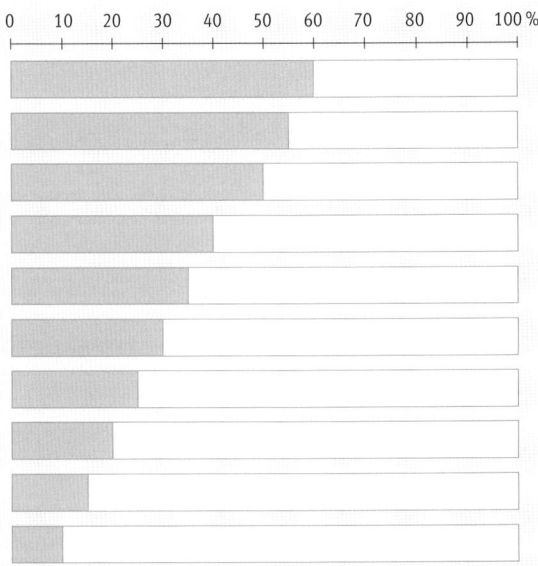

gesättigte Fettsäuren   ungesättigte Fettsäuren

Sichtbare Fette

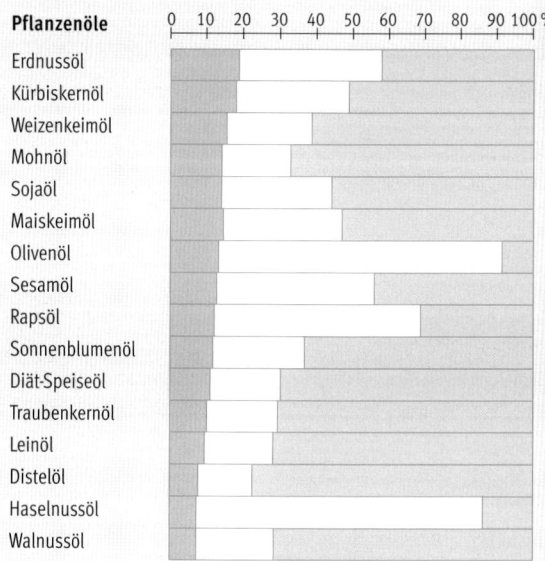

Prozentanteil der gesättigten, einfach und mehrfach ungesättigten Fettsäuren am Gesamtfettgehalt

| Pflanzenöle | 0 10 20 30 40 50 60 70 80 90 100 % |

Erdnussöl
Kürbiskernöl
Weizenkeimöl
Mohnöl
Sojaöl
Maiskeimöl
Olivenöl
Sesamöl
Rapsöl
Sonnenblumenöl
Diät-Speiseöl
Traubenkernöl
Leinöl
Distelöl
Haselnussöl
Walnussöl

gesättigte Fettsäuren   einfach ungesättigte Fettsäuren
mehrfach ungesättigte Fettsäuren

Prozentanteil der gesättigten, einfach und mehrfach ungesättigten Fettsäuren am Gesamtfettgehalt

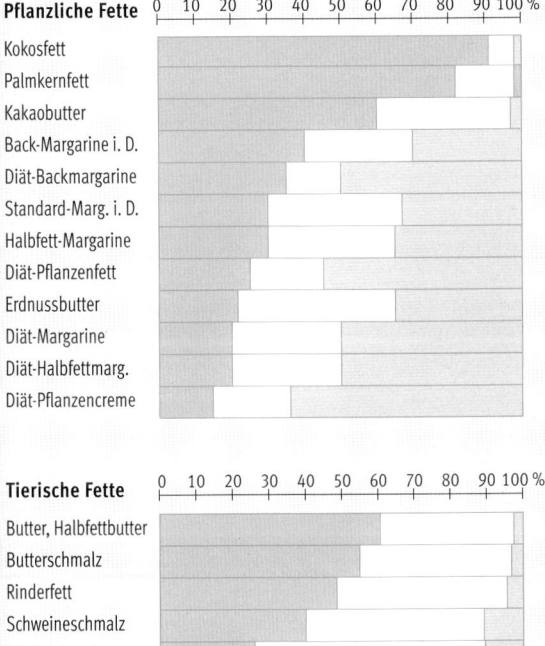

Pflanzliche Fette   0 10 20 30 40 50 60 70 80 90 100 %

Kokosfett
Palmkernfett
Kakaobutter
Back-Margarine i. D.
Diät-Backmargarine
Standard-Marg. i. D.
Halbfett-Margarine
Diät-Pflanzenfett
Erdnussbutter
Diät-Margarine
Diät-Halbfettmarg.
Diät-Pflanzencreme

Tierische Fette   0 10 20 30 40 50 60 70 80 90 100 %

Butter, Halbfettbutter
Butterschmalz
Rinderfett
Schweineschmalz
Gänseschmalz
Hühnerfett

gesättigte Fettsäuren   einfach ungesättigte Fettsäuren
mehrfach ungesättigte Fettsäuren   i. D. = im Durchschnitt

Kochen, Braten, Backen, kalte Küche – welches Fett wofür?

Dünsten

Zum Dünsten von Gemüse, Fisch und Fleisch sind alle Pflanzenöle, aber auch Diät-Margarine und Diät-Pflanzencreme geeignet. Nach leichtem Andünsten in Fett (1 Teelöffel = 5 g pro Portion) ein wenig Wasser zufügen und bei mäßiger Temperatur zugedeckt garen. Dünsten mit wenig Flüssigkeit, ganz ohne Fettzugabe, ist in Bratfolie oder im Römertopf möglich.

Kurzbraten

Zum Kurzbraten von Fisch, Fleisch, Kartoffelpuffern oder Gemüsebratlingen sind alle Pflanzenöle, am besten jedoch Raps- und Olivenöl sowie Diät-Pflanzenfett (vertragen hohe Temperaturen) geeignet. Die Bratpfanne trocken erhitzen, das Fett (1 Teelöffel = 5 g pro Portion) hineingeben und die Temperatur auf mittlere Stufe herunterschalten. Das Bratgut hineingeben und erst wenden, wenn es sich vom Pfannenboden leicht abheben lässt. Ganz oder fast ohne Fett kann Fisch und Fleisch in einer Teflonpfanne, im Saftbräter, in speziellem Edelstahlgeschirr oder auf dem Grill zubereitet werden.

Schmoren

Zum Schmoren von Fleischbraten, -rouladen, Gulasch oder gefülltem Gemüse wie Kohlrouladen sind alle Pflanzenöle, am besten jedoch Raps- und Olivenöl sowie Diät-Pflanzenfett, geeignet. Das Fett (1 Teelöffel = 5 g pro Portion) im Schmortopf bei hoher Temperatur erhitzen, aber nicht so lange und so hoch, bis es qualmt. Das Schmorgut kurz anbraten, dann wenig Wasser oder andere Flüssigkeit aufgießen und zugedeckt unter dem Siedepunkt fertig garen.

Braten

Zum Braten von großen Fleischstücken im Backrohr ist kein Fett, sondern nur Flüssigkeit notwendig. Während der langen Bratzeit im zugedeckten Bräter öfters etwas heißes Wasser oder Brühe nachfüllen, dabei den Bratansatz an den Seiten mit einem Pinsel ablösen, um eine gute Sauce zu erhalten.

Backen

Zum Backen von Kuchen ist Backpapier dem üblichen Einfetten der Backform vorzuziehen. Für die Teigzubereitung sind Diät-Backmargarine, Diät-Pflanzencreme und Diät-Pflanzenmargarine, alle mit hohem Anteil an mehrfach ungesättigten Fettsäuren, geeignet. Die Backtemperatur im Kuchen selbst beträgt nur 90 bis 100 Grad Celsius, sodass die Fettqualität erhalten bleibt. Herkömmliche Backmargarinen enthalten zu viele gesättigte Fettsäuren und sind daher nicht empfehlenswert.

Kalte Küche

Für Salat- und Rohkostzubereitungen sind Pflanzenöle mit hohem Anteil an mehrfach ungesättigten Fettsäuren zu bevorzugen (wie Distel-, Soja-, Sonnenblumen-, Maiskeim-, Diätöl). Bei den Bezeichnungen »Speiseöl« oder »Reines Pflanzenöl« handelt es sich um Rapsöl oder ein Gemisch aus verschiedenen Ölen mit unterschiedlichem Gehalt an einfach und mehrfach ungesättigten Fettsäuren. Die meisten Pflanzenöle sind raffiniert und haben daher einen neutralen Geschmack. Eigene Geschmacksnoten haben dagegen »natives« Olivenöl sowie kalt gepresste, nicht raffinierte Öle wie Weizenkeim-, Lein-, Traubenkern-, Kürbiskern-, Sesam-, Haselnuss- oder Walnussöl. Schon ein paar Tropfen kalt gepresstes Öl zum geschmacksneutralen Pflanzenöl reichen aus, um Salaten und Rohkost einen besonderen Pfiff zu verleihen. Knackig frisch bleiben Salate und Rohkost, wenn sie zuerst mit Öl (1 Teelöffel = 5 g pro Portion) vermischt und erst dann mit Gewürzen und Essig oder Zitronensaft angemacht werden.

Frittieren

Zum Frittieren von Fleisch, Fisch, Gemüse oder Pommes frites sind raffiniertes Raps-, Oliven- und Erdnussöl sowie Diät-Pflanzenfett geeignet. Herkömmliche Frittierfette enthalten zu viele gesättigte Fettsäuren und sind daher ungeeignet. Überhaupt enthält Frittiertes zu viel Fett und sollte gemieden werden. Wer trotzdem frittieren will, sollte beachten, dass die ideale Frittiertemperatur bei 180 °Celsius liegt. Bei niedrigerer Temperatur nimmt das Frittiergut zu viel Fett auf. Die Temperatur sinkt auch, wenn zu viel auf einmal frittiert wird, daher kleinere Mengen ausbacken, das Frittiergut herausnehmen, auf Küchenpapier legen und das anhaftende Fett aufsaugen lassen. Das Frittierfett sollte höchstens zweimal verwendet werden. Nach der Verwendung abkühlen lassen, durch ein feines Sieb abseihen und kühl lagern. Das Fett nach zweimaliger Verwendung komplett erneuern, nicht mit frischem Fett ergänzen, denn das alte Fett würde das frische schnell mitverderben.

Streichfett

Zum Bestreichen von Brot sind Diät-Margarine und Diät-Halbfettmargarine am besten geeignet. Die neuen Olivenöl- und Halbfettmargarinesorten sind wegen ihres hohen Anteils an einfach ungesättigten Fettsäuren besonders wertvoll. Seit einiger Zeit sind spezielle Diät-Halbfettmargarinen mit Pflanzensterinen auf dem Markt, die nachweislich helfen können, einen erhöhten Cholesterinspiegel zu senken (Seite 45).
Bei streichfähigen Brotaufstrichen kann auf Streichfett ganz verzichtet werden.

Die Lebensmittel-Tabellen

So helfen die Lebensmittel-Tabellen

In den Tabellen (Seiten 31 bis 111) finden Sie unsere Lebensmittel mit ihren Fett-, Cholesterin-, Ballaststoff- und Energie-(kcal/kJ-)Werten. Auf diese Werte ist bei einer cholesterinsenkenden Ernährung zu achten.

Sie werden sehr bald feststellen, dass man Tabellen ähnlich lesen kann wie ein interessantes Buch. Möglicherweise finden Sie viele, Ihnen vielleicht noch nicht bekannte Lebensmittel wie Haferkleie, Sojaprodukte, cholesterin-freien Ei-Ersatz, aber auch eine Reihe moderner Lebens-mittel, die mit einem Sternchen (*) markiert sind.

Im Vergleich zu den herkömmlichen Produkts enthal-ten die solcherart gekennzeichneten Lebensmittel weniger Fett und/oder weniger Zucker und somit auch weniger Kalorien. Oder aber diese Lebensmittel haben eine güns-tige Fettzusammensetzung. Als gesündere Alternativen sind sie stellvertretend für all die Produkte aufgeführt, die heute im Handel als »leicht« oder »light«, »Diät«, »fettarm« oder »fettreduziert«, »ohne Zuckerzusatz« oder »zuckerreduziert«, »kalorienarm« oder »kalorien reduziert« angeboten werden.

Um Ihnen einen schnellen Überblick zu ermöglichen, sind die Lebensmittel in Gruppen zusammengestellt. Lebensmittel, die es in mehreren Varianten gibt, mit bei-spielsweise unterschiedlichen Fettgehalten, sind jeweils nacheinander aufgeführt. Auf diese Weise können Sie stets alle Werte miteinander vergleichen und ganz leicht die richtige Wahl treffen.

Wenn Sie beispielsweise die Seiten 36 bis 37 aufschlagen, finden Sie Speisequark mit 40 %, 20 %, 10 % Fettgehalt und Magerquark mit ihren unterschiedlichen Fett-, Cholesterin- und Energiewerten im Vergleich. Unterschiede wie diese gibt es bei allen Milchprodukten und Käsesorten. Daraus kann man also lernen: **Je weniger Fett in diesen Lebensmitteln enthalten ist, desto weniger Cholesterin und auch Energie (Kilokalorien) enthalten sie.** Sie wissen auch, dass Milchfett als tierisches Produkt überwiegend gesättigte Fettsäuren enthält, welche das »böse« LDL-Cholesterin erhöhen. Daher sollten Sie stets die fettärmeren Milchprodukte und Käsesorten bis zu 30 % Fett i. Tr. bevorzugen.

Bei Fleisch- und Wurstwaren dagegen können Sie ablesen, dass bis auf wenige Ausnahmen (Aspikware) alle Sorten reichlich Cholesterin enthalten, dessen Zufuhr Sie auf 300 mg pro Tag einschränken sollten. Besonders große Unterschiede gibt es bei ihrem Fett- und Kaloriengehalt. Je höher der Fettgehalt, umso höher ihr Kaloriengehalt. Beachten Sie auch, dass Fette in Fleisch- und Wurstwaren reichlich gesättigte Fettsäuren enthalten, die Sie einschränken sollten. Wählen Sie daher stets die Produkte mit niedrigem Fettgehalt bevorzugt aus.

Pflanzliche Lebensmittel können Sie bei Ihrer Ernährung generell bevorzugen. Sie sollten sogar den Hauptbestandteil Ihrer Mahlzeiten ausmachen. Wählen Sie stets solche, die viele Ballaststoffe enthalten.

In den Tabellen finden Sie auch industriell hergestellte Halbfertig- und Fertigprodukte mit den vom Hersteller angegebenen Werten. Leider sind die Herstellerangaben, was den Gehalt von Cholesterin und Ballaststoffen angeht, unvollständig.
Wenn Sie Ihre Gerichte selbst zubereiten, können Sie den Gehalt an Cholesterin und Ballaststoffen bei den ausge-

wählten Lebensmitteln in diesem Kompass ablesen und besser kontrollieren. Fertiggerichte enthalten meist zu viel Fett mit einem hohen Anteil an gesättigten Fettsäuren (Ausnahme: »Leicht«-Fertiggerichte). Sie sind deshalb nicht zu empfehlen. Nutzen Sie den Kompass schon als Einkaufshilfe!

Beachten Sie, dass die Angaben (bis auf wenige ausgewiesene Ausnahmen) auf **100 g verzehrbaren Anteil des Lebensmittels** bezogen sind, weshalb beim Einkauf sowohl die tatsächliche Portionsgröße als auch der Abfall durch Putzen oder Schälen zu berücksichtigen sind. Über die Zubereitung Ihrer Mahlzeiten und die richtige Zusammenstellung Ihrer Kost finden Sie viel Interessantes in **Das große GU Koch- und Backbuch – Cholesterinspiegel senken**, das auch eine Fülle von Rezepten für wohlschmeckende Gerichte enthält.

Wichtige Hinweise

Die wissenschaftliche Forschung entwickelt sich immer weiter und bringt stets neue Erkenntnisse. Die Bundesanstalt für Fleischforschung hat beispielsweise ermittelt, dass die Fettwerte für Fleisch niedriger liegen, als bisher in Nährwerttabellen angegeben. Dadurch sei auch bei den meisten Wurstsorten der Fettgehalt gesunken. Die deutsche Wurst mag danach im Durchschnitt zwar nur 25 g Fett in 100 g enthalten, die Schwankungen zwischen den einzelnen Sorten sind jedoch sehr hoch. Der tatsächliche Fettgehalt kann bis zu 45 g Fett pro 100 g Wurst betragen. Insofern gibt es nach wie vor keinen Freispruch für Salami, Knacker und Co.

Die meisten Hersteller von Wurst- und Fleischwaren bieten heute aber auch fettarme und fettreduzierte Sorten an, die Sie verpackt im Kühlregal finden. Bei Produkten, die so deklariert sind, werden neben anderen Nährwertangaben immer der Fett- und Kaloriengehalt in 100 g auf dem Etikett ausgewiesen – ein Vorteil gegenüber der Wursttheke, wo Sie solche Angaben nicht finden. Auch die Hersteller von anderen Lebensmitteln greifen zunehmend den Trend von gesundheitsbewusster Ernährung auf und versehen ihre Produkte mit genauen Angaben über den Kalorien- und Nährwertgehalt.

Achten Sie beim Einkauf von Lebensmitteln auf diese Angaben. Sie erleichtern Ihnen die Auswahl an jenen Produkten, die Sie mit gutem Gewissen genießen können. Dank der neuen wissenschaftlichen Erkenntnisse gibt es heute Produkte auf dem Markt (Halbfettmargarinen, Milchgetränke, Joghurtdrinks), die mit Pflanzensterinen angereichert sind. Pflanzensterine haben eine ähnliche Struktur wie das Cholesterin aus tierischen Lebensmitteln und können seine Aufnahme vom Darm in die Blutbahn vermindern. Sie wirken somit nachweislich cholesterinsenkend. Einige dieser Produkte sind auch in diesem Kompass aufgeführt.

ZEICHENERKLÄRUNG

kcal	= Kilokalorie
kJ	= Kilojoule (sprich -dschul), 1 kcal = 4,2 kJ
g	= Gramm
mg	= Milligramm (1 mg = 0,001 g)
Fett i. Tr.	= Fett in Trockenmasse
i. D.	= im Durchschnitt
*	= Lebensmittel mit weniger Fett/Zucker, d. h. weniger Kalorien und/oder weniger Cholesterin und/oder einer günstigen Fettzusammensetzung
0	= im Lebensmittel nicht enthalten
+	= im Lebensmittel in Spuren enthalten
–	= Es liegen keine Daten vor.
TK	= Tiefkühlkost
x	= Herstellerangaben

Lebensmittel (verzehrbarer Anteil)	Portions-größe	Fett	Choles-terin	Ballast-stoffe	Kilo-kalorien	Kilojoule
	g/ml	g	mg	g	kcal	kJ

Milch, Milchprodukte, Eier

Milch						
Rohmilch, Vorzugsmilch	100	3,8	14	0	67	279
Vollmilch, 3,5 % Fett	100	3,5	13	0	66	275
Fettarme Milch, 1,5 % Fett	100	1,5	6	0	48	201
Magermilch (entrahmt), 0,1 % Fett	100	0,1	1	0	35	147
Milchpulver						
Sahnepulver	100	42,0	142	0	595	2490
Vollmilchpulver	100	26,3	98	0	504	2110
Milchpulver, teilentrahmt	100	13,5	54	0	432	1805
Magermilchpulver	100	0,9	+	0	365	1530
Milchmischgetränke						
Actimel	100	1,5	–	0	74	315
*Actimel, 0,1 % Fett	100	+	0	0	28	121
*becel pro aktiv, Diät-Milch-getränk mit Pflanzensterinen	100	1,8	0	0	48	203
Fruchtmilch						
▪ aus Vollmilch	100	3,3	12	+	85	355
▪ aus fettarmer Milch	100	1,4	6	+	68	284
▪ *Fruchtmilch, »leicht«	100	1,0	4	+	54	224
▪ aus Magermilch	100	0,1	1	ı	56	235
Kakao-/Schokotrunk						
▪ aus Vollmilch	100	3,5	12	+	82	344
▪ aus fettarmer Milch	100	1,6	6	+	65	273
▪ aus Magermilch	100	0,3	1	+	54	226
▪ *Diät-Kakaotrunk	100	0,1	0	+	55	228
Nussmilch aus Vollmilch	100	3,3	12	+	89	370
Vanillemilch						
▪ aus Vollmilch	100	3,3	12	0	85	355
▪ aus fettarmer Milch	100	1,4	6	0	68	284

* = weniger Kalorien/weniger Zucker + = in Spuren enthalten 0 = nicht enthalten

Lebensmittel (verzehrbarer Anteil)	Portionsgröße	Fett	Cholesterin	Ballaststoffe	Kilokalorien	Kilojoule
	g/ml	g	mg	g	kcal	kJ
*Vanillemilch, »leicht«	100	1,0	4	0	54	224
Vanillemilch						
▪ aus Magermilch	100	0,1	1	0	55	232
▪ Diät-Vanillemilch						
aus Magermilch	100	0,1	1	0	43	180
Buttermilch, -getränke						
Buttermilch	100	0,5	2	0	35	147
Frucht-Buttermilch	100	0,6	2	+	64	269
▪ *Diät-Frucht-Buttermilch	100	0,4	2	+	35	145
Mokka-Buttermilch mit Sahne	100	5,0	19	0	110	459
Multivitamin-Buttermilch	100	0,1	1	+	66	275
Dickmilch						
Sahne-Dickmilch, 10% Fett	100	10,0	37	0	124	518
Dickmilch, 3,5% Fett	100	3,5	13	0	65	273
Fettarme Dickmilch, 1,5% Fett	100	1,5	6	0	48	201
Mager-Dickmilch, 0,1% Fett	100	0,1	1	0	35	146
Frucht-Dickmilch i. D.						
▪ Sahne-Frucht-Dickmilch	100	8,7	32	+	149	625
▪ Frucht-Dickmilch, 3,5% Fett	100	3,1	11	+	99	416
▪ Fettarme Frucht-Dickmilch, 1,5% Fett	100	1,3	5	+	78	327
▪ *Diät-Frucht-Dickmilch, 1,5% Fett	100	1,3	5	+	52	219
Joghurt						
Sahnejoghurt, 10% Fett	100	10,0	37	0	124	518
Vollmilchjoghurt, 3,5% Fett	100	3,5	13	0	65	273
Fettarmer Joghurt, 1,5% Fett	100	1,5	6	0	48	201
Magerjoghurt, 0,1% Fett	100	0,1	1	0	35	146
Schafmilchjoghurt, 6% Fett	100	6,0	9	0	94	393
Joghurtprodukte						
Joghurtprodukte aus Sahne, 10% Fett						
▪ Mokka-Sahne-Joghurt	100	8,5	31	0	149	624
▪ Sahne-Fruchtjoghurt	100	8,7	32	+	149	625

* = weniger Kalorien/weniger Zucker   + = in Spuren enthalten   0 = nicht enthalten

Lebensmittel (verzehrbarer Anteil)	Portions- größe	Fett	Choles- terin	Ballast- stoffe	Kilo- kalorien	Kilojoule
	g/ml	g	mg	g	kcal	kJ
▪ Sahnejoghurt mit Biskuit	100	7,8	–	–	131	547
▪ *Diät-Sahne-Fruchtjoghurt mit Ballaststoffen	100	8,4	27	0,5	124	519
Joghurtprodukte aus Vollmilch, 3,5 % Fett						
▪ Bircher-Müsli-Joghurt	100	3,6	13	0,8	125	521
▪ Fruchtjoghurt i. D.	100	3,1	11	+	99	416
▪ *Diät-Fruchtjoghurt	100	3,1	11	+	75	313
▪ Fruchtjoghurt, Dreikorn-	100	2,5	9	0,5	111	463
▪ *Diät-Dreikorn-Fruchtjoghurt	100	2,9	11	0,5	79	329
▪ Fruchtjoghurt mit Getreide	100	3,0	11	0,7	117	450
▪ Früchte-Müsli-Joghurt	100	4,5	17	0,8	116	486
▪ *Diät-Früchte-Müsli-Joghurt	100	3,5	13	0,8	99	414
▪ *Kleie-Diät-Müsli-Joghurt	100	3,7	14	0,6	79	331
▪ Honigjoghurt	100	2,8	10	0	122	511
▪ Knusperjoghurt	100	6,0	13	0,6	130	544
▪ Kur-Müsli-Joghurt	100	6,0	13	0,6	130	544
▪ Mokkajoghurt	100	3,5	13	0	112	468
▪ Nussjoghurt	100	3,1	11	+	99	416
▪ Sanoghurt	100	3,5	13	0	66	275
▪ Schlemmer-Joghurt i. D.	100	3,9	14	+	119	499
▪ Schokojoghurt	100	3,3	12	+	131	549
▪ Schrot-&-Korn-Joghurt	100	4,2	13	0,6	106	447
▪ Studentenfutter-Joghurt	100	7,0	11	0,7	137	573
▪ Vanillejoghurt	100	3,0	11	0	98	409
▪ Vollkorn-Bioghurt	100	2,9	11	–	107	450
▪ Trinkjoghurt	100	3,3	12	0	90	376
▪ Multivitamin-Trinkjoghurt	100	3,3	12	+	90	376
Joghurtprodukte aus fettarmer Milch, 1,5 % Fett						
▪ Fruchtjoghurt i. D.	100	1,3	5	+	83	346

* = weniger Kalorien/weniger Zucker + = in Spuren enthalten
– = es liegen keine Daten vor 0 = nicht enthalten

Lebensmittel (verzehrbarer Anteil)	Portionsgröße	Fett	Cholesterin	Ballaststoffe	Kilokalorien	Kilojoule
	g/ml	g	mg	g	kcal	kJ
▪ *Diät-Fruchtjoghurt i. D.	100	1,3	5	+	50	211
▪ Fruchtjoghurt mit Körnern	100	1,4	5	0,2	95	400
▪ Fruchtjoghurt mit Körnern und Nüssen	100	1,7	6	0,8	99	413
▪ *Diät-Fruchtjoghurt mit Ballaststoffen	100	1,7	6	0,1	62	260
▪ Müslijoghurt	100	1,4	5	0,6	105	439
▪ *Diät-Müsli-Fruchtjoghurt	100	1,3	5	0,6	49	206
▪ Sanoghurt	100	1,5	6	0	46	193
▪ Trinkjoghurt	100	1,4	5	0	73	305
▪ *Diät-Trinkjoghurt mit Frucht	100	1,1	4	+	44	186
Joghurtprodukte aus Magermilch, 0,1 % Fett						
▪ Fruchtjoghurt i. D.	100	0,1	1	+	72	300
▪ *Fruchtjoghurt »extra leicht«	100	0,1	1	+	47	200
▪ *Diät-Fruchtjoghurt i. D.	100	0,1	1	+	44	200
▪ Sanoghurt	100	0,1	1	0	36	151
Trinkjoghurt	100	0,1	1	0	61	256
*becel pro activ, Diät-Joghurt mit Pflanzensterinen	100	0,5	0	0	45	189
Kefir, Kefirprodukte						
Sahnekefir, 10 % Fett	100	10,0	37	0	125	529
Kefir aus Vollmilch, 3,5 % Fett	100	3,5	13	0	65	273
Kalinka-Kefir, löffelfest	100	3,5	13	0	68	284
Kefir aus fettarmer Milch, 1,5 % Fett	100	1,5	6	0	48	199
Fruchtkefir						
▪ Sahne-Fruchtkefir i. D.	100	8,2	30	+	146	609
▪ *Diät-Sahne-Fruchtkefir i. D.	100	8,5	32	+	121	507
▪ Sahne-Fruchtkefir, Vollkorn	100	8,5	31	0,5	149	623

* = weniger Kalorien/weniger Zucker + = in Spuren enthalten 0 = nicht enthalten

Lebensmittel (verzehrbarer Anteil)	Portionsgröße	Fett	Cholesterin	Ballaststoffe	Kilokalorien	Kilojoule
	g/ml	g	mg	g	kcal	kJ
▪ Fruchtkefir, 3,5 % Fett	100	2,8	10	+	99	416
▪ Fruchtkefir, 1,5 % Fett	100	1,3	5	+	83	346
Multivitamin-Kefir, 1,5 % Fett	100	1,3	5	+	78	325
Vanille-Nuss-Kefir, 1,5 % Fett	100	1,2	5	0	101	424
Kondensmilch						
Kondensmilch,						
▪ 12 % Fett	100	12,0	45	0	172	717
▪ 10 % Fett	100	10,0	38	0	181	758
▪ 10 % Fett, gezuckert	100	10,0	36	0	346	1445
▪ 8 %, Fett, gezuckert	100	8,0	32	0	337	1405
▪ 7,5 % Fett	100	7,5	28	0	137	574
▪ 4 % Fett	100	4,0	16	0	113	473
▪ 4 % Fett, gezuckert	100	4,0	16	0	302	1265
Kondens-Magermilch,						
▪ 0,2 % Fett	100	0,2	2	0	85	357
▪ 0,2 % Fett, gezuckert	100	0,2	2	0	281	1180
Molke						
Molke, Trinkmolke	100	0,2	2	0	24	103
▪ Fruchtmolke i. D.	100	0,1	1	+	55	233
▪ *Diät-Molke-Fruchtgetränk	100	0,1	1	+	29	122
Kurmolke, eiweißangereichert	100	0,1	1	0	37	156
▪ *Diät-Kurmolke	100	0,3	2	0	39	164
Schlagsahne						
Crème double, 42 % Fett	100	43,1	125	0	432	1805
Schlagsahne						
▪ extra, 36 % Fett	100	36,0	105	0	357	1490
▪ 30 % Fett	100	30,0	90	0	293	1225
▪ 10 % Fett (Kaffeesahne)	100	10,0	39	0	118	495
Sprühschlagrahm						
▪ 33 % Fett, gezuckert	100	33,0	96	0	349	1460
▪ 30 % Fett, gezuckert	100	30,0	89	0	326	1365
▪ *Diät-Sprühsahne	100	14,5	54	0	188	787

* = weniger Kalorien/weniger Zucker + = in Spuren enthalten 0 = nicht enthalten

36

Lebensmittel (verzehrbarer Anteil)	Portionsgröße	Fett	Cholesterin	Ballaststoffe	Kilokalorien	Kilojoule
	g/ml	g	mg	g	kcal	kJ
Streichfein	100	26,0	80	0	267	1127
Streichrahm						
▪ 28 % Fett	100	28,0	85	0	278	1165
▪ 22 % Fett	100	22,0	70	0	223	933
Saure Sahne						
Crème fraîche						
▪ 40 % Fett	100	40,0	117	0	392	1640
▪ 38 % Fett	100	38,0	111	0	373	1560
▪ 30 % Fett	100	30,0	90	0	302	1265
Crème fraîche mit Kräutern						
▪ 38 % Fett	100	37,2	109	+	369	1545
▪ 28 % Fett	100	28,4	83	+	289	1210
Crème fraîche à la Béchamel	100	18,5	59	0	210	880
Crème fraîche à la hollandaise	100	25,0	73	0	255	1065
Cocktail-Crème-fraîche	100	25,0	73	0	263	1200
Saure Sahne						
▪ Sauerrahm, 24 % Fett	100	24,0	75	0	255	1070
▪ Saure Sahne extra, 18 % Fett	100	18,0	60	0	194	811
▪ 10 % Fett	100	10,0	37	0	122	508
Hüttenkäse, körniger Frischkäse						
Hüttenkäse, 20 % Fett i. Tr.	100	5,0	18	0	103	430
Hüttenkäse mit Früchten						
▪ 20 % Fett i. Tr.	100	4,0	14	+	140	585
▪ 10 % Fett i. Tr.	100	2,0	7	+	95	396
Schichtkäse						
Schichtkäse						
▪ 40 % Fett i. Tr.	100	10,3	38	0	153	639
▪ 20 % Fett i. Tr.	100	4,4	16	0	106	442
▪ 10 % Fett i. Tr.	100	2,0	7	0	86	361
Schichtkäse mit Früchten, 20 % Fett i. Tr.	100	3,7	13	+	130	546

+ = in Spuren enthalten 0 = nicht enthalten

Lebensmittel (verzehrbarer Anteil)	Portionsgröße g/ml	Fett g	Cholesterin mg	Ballaststoffe g	Kilokalorien kcal	Kilojoule kJ
Schichtkäse mit Kräutern, 40 % Fett i. Tr.	100	10,2	38	+	151	634
Speisequark						
Speisequark						
= 40 % Fett i. Tr.	100	10,3	31	0	148	621
= 20 % Fett i. Tr.	100	4,4	16	0	106	442
= 10 % Fett i. Tr.	100	2,0	7	0	86	361
= mager, 0,2 % Fett absolut	100	0,2	1	0	72	301
Fruchtquark						
= 30 % Fett i. Tr.	100	6,3	19	+	150	626
= 20 % Fett i. Tr.	100	3,7	13	+	130	546
= 10 % Fett i. Tr.	100	1,7	6	+	113	475
= mager, 0,2 % Fett absolut	100	0,2	1	+	102	425
= *Ballast-Diät-Quark	100	3,6	13	1,3	83	348
= *Diät-Fruchtquark, mager	100	0,2	1	+	54	224
= *Fruchtquark, »leicht«	100	0,3	1	+	71	297
= Müsli-Fruchtquark	100	4,3	16	1	120	502
Kräuterquark						
= 40 % Fett i. Tr.	100	10,2	31	+	151	634
= 20 % Fett i. Tr.	100	4,3	16	+	104	435
= 10 % Fett i. Tr.	100	2,0	7	+	86	361
= mager, 0,2 % Fett absolut	100	0,2	1	+	60	240
Frischkäse, -zubereitungen						
Doppelrahmfrischkäse						
= 70 % Fett i. Tr.	100	31,0	93	0	325	1360
= 60 % Fett i. Tr.	100	28,0	84	0	286	1197
*Du-darfst-Frischkäse	100	8,0	24	0	132	551
*Frischkäse, »leicht«	100	15,0	45	0	190	798
*becel Diät Crema pur	100	24	15	0	272	1126
*becel Diät Crema feine Kräuter	100	22	15	0	251	1040
*becel Diät Crema Tomate-Basilikum	100	21	15	0	244	1012

* = weniger Kalorien + = in Spuren enthalten 0 = nicht enthalten

Lebensmittel (verzehrbarer Anteil)	Portionsgröße	Fett	Cholesterin	Ballaststoffe	Kilokalorien	Kilojoule
	g/ml	g	mg	g	kcal	kJ
*Bresso »light«	100	10,0	30	+	154	647
*Exquisa »leicht«	100	8,5	25	+	135	570
*Exquisa »Sport«	100	7,0	21	0	130	540
*Miree »leicht«	100	9,0	27	+	140	580
*Philadelphia »Fitness«	100	16,0	45	0	190	800
*Tartare »leicht«	100	7,0	25	+	129	540
Mascarpone	100	47,5	138	0	460	1925
▪ *Mascarpone »light«	100	29,0	80	0	298	1231
Käse						
Allgäuer Hartkäse, 45 % Fett i. Tr.	100	31,0	70	0	407	1704
Allgäuer Landkäse, 65 % Fett i. Tr.	100	38,2	89	0	433	1815
*Allgäutaler »leicht«	100	18,0	40	0	300	1260
Alpenkäse, 55 % Fett i. Tr.	100	34,0	80	0	401	1680
Alpensonne, 20 % Fett i. Tr.	100	10,8	25	0	234	978
Appenzeller, 50 % Fett i. Tr.	100	31,6	74	0	406	1695
Baars, 50 % Fett i. Tr.	30,0	90	+	363	1526	
Bavariablu, 70 % Fett i. Tr.	100	44,0	112	0	460	1930
*Bergader Blau, »leicht«, 26 % Fett i. Tr.	100	16,0	37	0	250	1050
Bergader Edelpilz, 50 % Fett i. Tr.	100	27,0	69	0	370	1550
Bergkäse, 45 % Fett i. Tr.	100	30,0	70	0	407	1704
Brie						
▪ 70 % Fett i. Tr.	100	40,0	112	0	431	1805
▪ 60 % Fett i. Tr.	100	33,2	93	0	378	1585
▪ 50 % Fett i. Tr.	100	25,5	72	0	328	1373
▪ 45 % Fett i. Tr.	100	21,8	51	0	293	1225
Butterkäse						
▪ 60 % Fett i. Tr.	100	34,7	81	0	402	1680
▪ 45 % Fett i. Tr.	100	23,5	54	0	310	1295

* = weniger Kalorien/weniger Fett   + = in Spuren enthalten   0 = nicht enthalten

Lebensmittel (verzehrbarer Anteil)	Portionsgröße	Fett	Cholesterin	Ballaststoffe	Kilokalorien	Kilojoule
	g/ml	g	mg	g	kcal	kJ
▪ 30 % Fett i. Tr.	100	16,0	37	0	262	1095
Caciotta, 45 % Fett i. Tr.	100	24,9	58	0	328	1373
Camembert						
▪ 70 % Fett i. Tr.	100	40,0	112	0	431	1805
▪ 50 % Fett i. Tr.	100	25,5	72	0	328	1373
▪ 45 % Fett i. Tr.	100	21,8	51	0	293	1225
▪ 30 % Fett i. Tr.	100	12,8	30	0	218	911
▪ *becel Diät Milde Reife	100	32,0	18	0	365	1512
▪ *Du-darfst-Camembert	100	14,0	33	0	219	914
▪ *rank + fein, 10 % Fett i. Tr.	100	3,6	12	0	142	604
Chester						
▪ 50 % Fett i. Tr.	100	32,4	76	0	417	1745
▪ 45 % Fett i. Tr.	100	28,8	68	0	389	1625
Danbo, 45 % Fett i. Tr.	100	25,4	59	0	343	1435
Edamer						
▪ 45 % Fett i. Tr.	100	25,4	59	0	343	1435
▪ 40 % Fett i. Tr.	100	22,3	52	0	318	1330
▪ 30 % Fett i. Tr.	100	16,0	37	0	270	1130
▪ *Du-darfst-Edamer	100	17,0	39	0	265	1105
Edelpilzkäse						
▪ 70 % Fett i. Tr.	100	44,7	104	0	482	2020
▪ 60 % Fett i. Tr.	100	39,1	90	0	450	1880
▪ 50 % Fett i. Tr.	100	29,6	69	0	374	1565
Emmentaler, 45 % Fett i. Tr.	100	30,0	70	0	407	1700
Esrom, 45 % Fett i. Tr.	100	24,9	58	0	328	1373
Fetakäse						
▪ 55 % Fett i. Tr.	100	25,1	60	0	302	1260
▪ 50 % Fett i. Tr.	100	21,8	52	0	276	1150
▪ 40 % Fett i. Tr.	100	16,0	38	0	229	958
Geheimratskäse, 45 % Fett i. Tr.	100	25,0	59	0	312	1310
Gewürzkäse, 45 % Fett i. Tr.	100	25,4	59	0	343	1435

* = weniger Kalorien/weniger Fett + = in Spuren enthalten 0 = nicht enthalten

Lebensmittel (verzehrbarer Anteil)	Portions-größe g/ml	Fett g	Choles-terin mg	Ballast-stoffe g	Kilo-kalorien kcal	Kilojoule kJ
Goldblatt, 48 % Fett i. Tr.						
▪ jung	100	30,4	91	0	375	1574
▪ mittelalt	100	32,2	97	0	397	1668
▪ alt	100	34,4	103	0	425	1786
Gouda						
▪ 50 % Fett i. Tr.	100	29,6	69	0	374	1565
▪ 45 % Fett i. Tr.	100	25,4	59	0	343	1435
▪ 30 % Fett i. Tr.	100	16,0	37	0	270	1130
▪ *Du-darfst-Gouda	100	17,0	39	0	265	1105
Harzer (Mainzer, Korbkäse), 0,5 % Fett i. Tr.	100	0,7	3	0	136	567
Havarti, 45 % Fett i. Tr.	100	25,4	59	0	343	1435
Hirtenkäse mit Paprika, 45 % Fett i. Tr.	100	25,4	59	0	343	1435
Jerome, 45 % Fett i. Tr.	100	25,4	59	0	343	1435
Kapuzinerkäse, 55 % Fett i. Tr.	100	33,6	78	0	405	1695
Kaschkawal						
▪ 50 % Fett i. Tr.	100	32,4	76	0	417	1745
▪ 45 % Fett i. Tr.	100	28,8	68	0	389	1625
Käse-Creme, 55 % Fett i. Tr.	100	26,6	62	0	319	1335
Käsefondue	16,0	36	0	200	845	
Käsepastete mit Leber, 50 % Fett i. Tr.	100	21,5	49	0	281	1175
Klosterkäse						
▪ 50 % Fett i. Tr.	100	28,8	67	0	359	1500
▪ 60 % Fett i. Tr.	100	34,7	81	0	402	1680
Kochkäse						
▪ 45 % Fett i. Tr.	100	17,4	40	0	233	975
▪ 40 % Fett i. Tr.	100	13,9	32	0	198	830
▪ 20 % Fett i. Tr.	100	5,9	14	0	131	549
▪ 10 % Fett i. Tr.	100	3,0	7	0	108	450
▪ mager	0,5	2	0	86	360	

* = weniger Kalorien/weniger Fett + = in Spuren enthalten 0 = nicht enthalten

Lebensmittel (verzehrbarer Anteil)	Portionsgröße	Fett	Cholesterin	Ballaststoffe	Kilokalorien	Kilojoule
	g/ml	g	mg	g	kcal	kJ
Korbkäse (Harzer, Mainzer), 0,5 % Fett i. Tr.	100	0,7	3	0	136	567
Leerdammer, 45 % Fett i. Tr.	100	28,6	86	0	374	1570
▪ *Leerdammer »light«	100	17,2	52	0	287	1206
Limburger						
▪ 50 % Fett i. Tr.	100	26,0	61	0	329	1375
▪ 40 % Fett i. Tr.	100	19,7	46	0	285	1195
▪ 20 % Fett i. Tr.	100	9,0	21	0	199	830
*Linessa Käsescheiben »light«	100	17,0	–	0	270	1124
Minell, 31,5 % Fett i. Tr.	100	16,9	51	0	281	1180
Minibabybel, 50 % Fett i. Tr.	100	25,0	59	0	343	1435
▪ *Minibabybel »leicht«	100	11,0	25	0	205	868
Monsieur Legrand, 62 % Fett i. Tr.	100	35,0	81	0	401	1684
Mozzarella	100	19,8	46	0	269	1126
▪ *Mozzarella light, 30 % Fett i. Tr.	100	9,0	21	0	163	680
Münsterkäse						
▪ 50 % Fett i. Tr.	100	26,0	61	0	329	1375
▪ 45 % Fett i. Tr.	100	23,0	54	0	308	1290
Naturkäse mit Kümmel, 45 % Fett i. Tr.	100	21,8	51	0	293	1225
Olmützer Quargel, 0,5 % Fett i. Tr.	100	0,5	1	0	120	510
Parmarello, 50 % Fett i. Tr.	100	29,6	69	0	374	1565
Parmesello, 32 % Fett i. Tr.	100	29,0	67	0	446	1865
Parmesan						
▪ 35 % Fett i. Tr.	100	26,0	61	0	403	1685
▪ 30 % Fett i. Tr.	100	21,8	51	0	370	1549
Raclette-Käse, 48 % Fett i. Tr.	100	28,0	65	0	361	1510
Rauch-Schinken-Käse, 45 % Fett i. Tr.	100	24,5	57	0	334	1395

* = weniger Kalorien/weniger Fett – = es liegen keine Daten vor
0 = nicht enthalten

Lebensmittel (verzehrbarer Anteil)	Portionsgröße g/ml	Fett g	Cholesterin mg	Ballaststoffe g	Kilokalorien kcal	Kilojoule kJ
Räucherkäse						
▪ 50 % Fett i. Tr.	100	29,6	69	0	374	1565
▪ 45 % Fett i. Tr.	100	25,4	59	0	343	1435
Reibkäse aus Hartkäse, 45 % Fett i. Tr.	100	30,0	70	0	407	1704
Romadur						
▪ 60 % Fett i. Tr.	100	34,7	81	0	399	1670
▪ 40 % Fett i. Tr.	100	19,7	46	0	285	1195
▪ 30 % Fett i. Tr.	100	14,1	33	0	239	1000
▪ 20 % Fett i. Tr.	100	9,0	21	0	199	830
Roquefort, 52 % Fett i. Tr.	100	32,0	72	0	386	1615
Rottaler, 45 % Fett i. Tr.	100	26,3	61	0	355	1486
*Du-darfst-Rottaler	100	18,0	40	0	295	1245
Sandwich-Käsepastete mit Pistazien	100	29,2	68	0	356	1490
Schmelzkäse, Schmelzkäsezubereitung						
▪ 70 % Fett i. Tr.	100	39,6	92	0	423	1770
▪ 60 % Fett i. Tr.	100	32,0	74	0	371	1550
▪ 55 % Fett i. Tr.	100	29,3	67	0	353	1480
▪ 50 % Fett i. Tr.	100	26,5	61	0	335	1400
▪ 48 % Fett i. Tr.	100	25,0	58	0	324	1355
▪ 45 % Fett i. Tr.	100	23,0	53	0	308	1290
▪ 40 % Fett i. Tr.	100	19,7	45	0	281	1175
▪ 30 % Fett i. Tr.	100	13,8	32	0	233	975
▪ 25 % Fett i. Tr.	100	11,2	26	0	211	882
▪ 20 % Fett i. Tr.	100	8,6	20	0	189	790
▪ 10 % Fett i. Tr.	100	4,2	10	0	153	639
▪ *becel Diät Schmelzzart	100	13,0	14	0	200	840
▪ *Du-darfst-Schmelzkäse-Ecken	100	9,0	28	0	177	750
Schnittkäse mit Kräutern und Gewürzen, 20 % Fett i. Tr.	100	12,0	28	0	242	1010

* = weniger Kalorien/weniger Fett   0 = nicht enthalten

Lebensmittel (verzehrbarer Anteil)	Portions-größe	Fett	Choles-terin	Ballast-stoffe	Kilo-kalorien	Kilojoule
	g/ml	g	mg	g	kcal	kJ
Steppenkäse						
▪ 45 % Fett i. Tr.	100	25,4	59	0	343	1435
▪ 30 % Fett i. Tr.	100	16,0	37	0	270	1130
Tilsiter						
▪ 60 % Fett i. Tr.	100	37,8	88	0	436	1825
▪ 45 % Fett i. Tr.	100	25,4	59	0	343	1435
▪ 30 % Fett i. Tr.	100	16,0	37	0	270	1130
Toast-Scheiben						
▪ 45 % Fett i. Tr.	100	25,4	59	0	338	1415
▪ *»leicht«, 25 % Fett i. Tr.	100	11,0	35	0	225	940
▪ *becel Diät Toast-Scheiben	100	18,0	14	0	260	1090
▪ *Du-darfst-Toast-Scheiben	100	12,0	38	0	220	920
Trappistenkäse						
▪ 50 % Fett i. Tr.	100	30,7	71	0	390	1630
▪ 45 % Fett i. Tr.	100	26,8	62	0	360	1505
Vallicella, 60 % Fett i. Tr.	100	34,0	85	0	391	1635
Velveta						
▪ 50 % Fett i. Tr.	100	26,0	90	0	305	1280
▪ 30 % Fett i. Tr.	100	14,0	50	0	210	865
Weichkäse						
▪ 70 % Fett i. Tr.	100	40,0	112	0	431	1805
▪ 65 % Fett i. Tr.	100	36,6	103	0	408	1705
▪ 55 % Fett i. Tr.	100	29,4	83	0	356	1490
▪ 48 % Fett i. Tr. (Gorgonzola)	100	27,5	78	0	325	1340
▪ 45 % Fett i. Tr.	100	21,8	51	0	293	1225
▪ *»leicht«, 26 % Fett i. Tr.	100	10,5	25	0	205	858
▪ *Linessa Weichkäse »light«	100	11,0	–	0	193	807
Weinkäse						
▪ 60 % Fett i. Tr.	100	34,7	81	0	399	1670
▪ 50 % Fett i. Tr.	100	26,0	61	0	329	1375
▪ 45 % Fett i. Tr.	100	23,0	54	0	308	1290

* = weniger Kalorien/weniger Fett – = es liegen keine Daten vor
0 = nicht enthalten

Lebensmittel (verzehrbarer Anteil)	Portionsgröße	Fett	Cholesterin	Ballaststoffe	Kilokalorien	Kilojoule
	g/ml	g	mg	g	kcal	kJ
Weißlacker						
▪ 50 % Fett i. Tr.	100	27,0	63	0	341	1425
▪ 45 % Fett i. Tr.	100	23,0	54	0	307	1285
▪ 40 % Fett i. Tr.	100	19,7	46	0	281	1176
Ziegenkäse, 45 % Fett i. Tr.	100	21,8	36	0	290	1215
Eier, Ei-Ersatz						
Hühnerei, 1 Stück,						
▪ (Gewichtsklasse 4)	58	6,2	230	0	84	351
▪ Eidotter	19	6,1	230	0	68	285
▪ Eiweiß	33	0,1	0	0	16	67
Hühnerei, 1 Stück,						
▪ (Gewichtsklasse 6)	48	5,2	190	0	70	291
▪ Eidotter	16	5,1	190	0	57	237
▪ Eiweiß	27	0,1	0	0	13	54
*Ei-Ersatz, becel Diät-Dotterfrei	12,5	5,0	2	0	77	326
*Ei-Ersatz (Reformhaus)	10	4,5	0	0	60	248

Fette, Öle

Lebensmittel	Portionsgröße	Fett	Cholesterin	Ballaststoffe	Kilokalorien	Kilojoule
Tierische Fette						
Butter (Süß- und Sauerrahmbutter)	100	82,5	230	0	748	3125
▪ Halbfettbutter (Milchhalbfett)	100	40,0	113	0	398	1665
▪ Knoblauchbutter	100	78,0	220	0	708	2960
▪ Kräuterbutter	100	73,0	202	0	662	2766
▪ Lachsbutter	100	62,0	172	0	597	2505
▪ Roquefortbutter	100	75,3	210	0	719	3020
▪ Schoko-, Honigbutter	100	48,0	133	0	582	2444
Butterschmalz	100	99,8	278	0	929	3880
Gänseschmalz	100	99,5	100	0	896	3747
Hammeltalg	100	81,3	100	0	747	3127
Hühnerfett	100	99,9	85	0	883	3708
Lebertran	100	99,9	500	0	899	3775

* = weniger Kalorien/weniger Cholesterin   0 = nicht enthalten

Lebensmittel (verzehrbarer Anteil)	Portionsgröße	Fett	Cholesterin	Ballaststoffe	Kilokalorien	Kilojoule
	g/ml	g	mg	g	kcal	kJ
Rindertalg	100	96,5	100	0	872	3647
Schweineschmalz	100	99,7	86	0	898	3771
Pflanzliche Fette und Öle						
Margarine	100	80,0	0	0	720	3024
▪ **Diät-Margarine	100	80,0	0	0	720	3024
▪ **Diät-Backmargarine	100	80,0	0	0	720	3024
▪ **Margarine mit Olivenöl	100	80,0	0	0	720	3024
Halbfettmargarine, **Diät-	100	40,0	0	0	368	1540
▪ **Diät-Halbfettmargarine mit Pflanzensterinen (becel pro aktiv)	100	40,0	0	0	360	1520
▪ **Du darfst »Die Leichte«	100	24,0	0	0	251	1036
Pflanzen-/Platten-/Fritierfett	100	100,0	0	0	900	3800
▪ **Diät-Pflanzenfett	100	100,0	0	0	900	3800
▪ **Diät-Pflanzencreme	100	78,0	0	0	702	2948
Pflanzenöl, **Diät-Pflanzenöl	100	99,9	0	0	899	3775
Mischfette						
Butter-Pflanzenfett-Mischung »Irishmore«	100	73,0	71	0	667	2800
▪ *Irishmore »light«	100	40,0	39	0	389	1635

Fische, Krustentiere, Fischwaren

Fische						
Aal (Flussaal)	100	24,5	142	0	281	1174
Anglerfisch (Seeteufel)	100	0,7	60	0	72	301
Bachforelle (Forelle)	100	2,7	56	0	102	428
Barsch (Flussbarsch)	100	0,8	72	0	81	338
Brasse	100	5,5	70	0	116	485
Dorsch (Kabeljau)	100	0,4	50	0	73	306
Felchen (Renke)	100	3,2	83	0	109	455
Flunder	100	0,7	48	0	72	303

* = weniger Kalorien/weniger Fett ** = günstige Fettzusammensetzung
0 = nicht enthalten

Lebensmittel (verzehrbarer Anteil)	Portions-größe	Fett	Choles-terin	Ballast-stoffe	Kilo-kalorien	Kilojoule
	g/ml	g	mg	g	kcal	kJ
Flussbarsch (Barsch)	100	0,8	72	0	81	338
Forelle (Bachforelle)	100	2,7	56	0	102	428
Goldbarsch (Rotbarsch)	100	3,6	38	0	105	440
Hecht	100	0,9	63	0	89	372
Heilbutt	100	2,3	41	0	101	423
Hering	100	17,8	77	0	201	842
▪-Filet	100	15,0	60	0	207	866
Kabeljau (Dorsch)	100	0,4	47	0	73	306
▪-Filet	100	0,1	30	0	68	285
▪-Leber	100	65,0	–	0	609	2548
Karpfen	100	4,8	67	0	118	492
Katfisch (Steinbeißer)	100	2,8	50	0	95	399
Köhler (Seelachs)	100	0,8	33	0	80	336
Lachs	100	13,6	35	0	202	845
Lengfisch	100	0,6	50	0	67	281
Makrele	100	11,9	69	0	180	751
Meeräsche	100	4,3	34	0	127	533
Ostseehering	100	9,2	44	0	155	649
Renke (Felchen)	100	3,2	83	0	109	455
Rotbarsch (Goldbarsch)	100	3,6	38	0	105	440
Sardine	100	5,2	45	0	127	533
Schellfisch	100	0,6	62	0	73	303
Schleie	100	0,7	30	0	98	410
Scholle	100	1,9	63	0	76	316
Schwertfisch	100	4,4	39	0	124	513
Seehecht	100	2,5	60	0	102	425
Seelachs (Köhler)	100	0,8	33	0	80	336
Seeteufel (Anglerfisch)	100	0,7	60	0	72	301
Seezunge	100	1,4	50	0	83	346
Steinbeißer (Katfisch)	100	2,8	50	0	95	399
Steinbutt	100	1,7	60	0	98	412
Thunfisch	100	7,2	80	0	182	760

– = es liegen keine Daten vor   0 = nicht enthalten

Lebensmittel (verzehrbarer Anteil)	Portions- größe	Fett	Choles- terin	Ballast- stoffe	Kilo- kalorien	Kilojoule
	g/ml	g	mg	g	kcal	kJ
Tintenfisch	100	0,8	170	0	68	285
Waller (Wels)	100	2,4	83	0	108	452
Zander	100	0,7	30	0	104	434
Krustentiere (ausgelöstes Fleisch)						
Auster	100	1,2	250	0	70	294
Blaumuschel (Mies-, Pfahlmuschel)	100	1,3	160	0	51	213
Flusskrebs (Krebs)	100	0,5	160	0	65	270
Garnele (Speisekrabbe)	100	1,4	138	0	87	364
Hummer	100	1,9	135	0	81	338
Klaffmuschel (Steckmuschel)	100	1,3	113	0	54	225
Krebs (Flusskrebs)	100	0,5	160	0	65	270
Langusten (Scampi)	100	1,1	140	0	90	370
Miesmuschel (Blau-, Pfahl- muschel)	100	1,3	160	0	51	213
Pfahlmuschel	100	1,3	160	0	51	213
Scampi (Langusten)	100	1,1	140	0	90	370
Speisekrabbe (Garnele)	100	1,4	138	0	87	364
Steckmuschel (Klaffmuschel)	100	1,3	113	0	54	225
Weinbergschnecke, gegart	100	1,0	100	0	90	376
Fischwaren						
Aal, geräuchert	100	28,6	190	0	329	1377
Brathering	100	15,2	86	0	218	911
Bückling, geräuchert	100	15,5	90	0	240	1003
Forelle, geräuchert	100	4,5	89	0	188	787
Heilbutt, geräuchert	100	17,1	77	0	239	998
Hering, mariniert (Bismarck-)	100	16,0	60	0	225	941
= in Gelee	100	12,6	36	0	164	687
Heringsfilets						
= in Dill-Kräuter-Creme	100	19,0	47	0	238	1010
= in Mayonnaise	100	41,8	99	0	430	1818
= in Öl	100	23,4	42	0	276	1159
= in Schlemmersauce	100	32,0	90	0	328	1386

0 = nicht enthalten

Lebensmittel (verzehrbarer Anteil)	Portionsgröße	Fett	Cholesterin	Ballaststoffe	Kilokalorien	Kilojoule
	g/ml	g	mg	g	kcal	kJ
▪ in Tomatensauce	100	15,0	42	0	204	853
*»Leichte Linie«-Heringsfilets in Gelee	100	6,3	33	0	111	472
▪ in Paprika-Sauce	100	10,4	33	0	148	625
▪ in Senf-Sauce	100	11,5	33	0	162	687
▪ in Tomaten-Sauce	100	8,6	33	0	131	546
▪ in Zwiebelmarinade	100	11,1	36	0	191	798
Heringshappen	100	22,3	–	0	246	1038
Heringstopf	100	22,0	–	0	240	1013
Kabeljau, getrocknet (Stockfisch)	100	2,5	90	0	339	1420
Katfisch (Steinbeißer), geräuchert	100	3,6	–	0	124	520
Kaviar (russischer Kaviar)	100	13,5	300	0	262	1097
Kaviarcreme	100	42,0	–	0	450	1884
Kaviarersatz (deutscher Kaviar)	100	6,5	261	0	115	479
Krabben in Dosen	100	2,5	100	0	92	385
Krabben, garniert	100	7,3	–	0	103	434
Krebsfleisch in Dosen	100	1,7	160	0	87	365
Kronsild mit Aufguss	100	11,2	–	0	152	645
Lachs, geräuchert	100	19,4	42	0	315	1317
Lachs in Dosen	100	8,9	34	0	178	743
Lachs in Öl	100	22,8	28	0	271	1133
Makrele, geräuchert	100	15,5	83	0	222	930
Matjeshering	100	22,6	60	0	267	1119
Matjesfilets, edle	100	12,2	60	0	156	655
Matjesfilets, Kräuter-	100	13,9	60	0	174	729
Räucheraal	100	28,6	190	0	329	1377
Rollmops	100	8,7	54	0	137	574
Rotbarsch, geräuchert	100	5,5	58	0	145	605
Salzhering	100	15,4	–	0	218	911

* = weniger Kalorien/weniger Fett – = es liegen keine Daten vor
0 = nicht enthalten

Lebensmittel (verzehrbarer Anteil)	Portions-größe	Fett	Choles-terin	Ballast-stoffe	Kilo-kalorien	Kilojoule
	g/ml	g	mg	g	kcal	kJ
Sardellenpaste	100	15,5	300	0	286	1196
Sardinen in Öl	100	24,4	120	0	302	1264
Schellfisch, geräuchert	100	0,5	106	0	146	613
Schillerlocken	100	24,1	91	0	302	1264
Schillerlocken, garniert, in Gelee	100	11,4	–	0	142	600
Seelachs, geräuchert	100	0,8	44	0	98	412
Seelachsscheiben in Öl (Lachsersatz)	100	20,6	44	0	244	1031
Sprotten, geräuchert	100	18,4	80	0	260	1089
Steinbeißer (Katfisch), geräuchert	100	3,6	–	0	124	520
Stockfisch (Kabeljau), getrocknet	100	2,5	90	0	339	1420
Thunfisch in Öl	100	20,9	32	0	303	1267
▪ in Wasser	100	1,7	32	0	95	403
Tintenfisch in Öl	100	20,3	98	0	236	991

Geflügel, Fleisch, Fleisch- und Wurstwaren

Geflügel						
Ente, Brust mit Haut	100	28,5	103	0	324	1356
Gans, Brust mit Haut	100	31,1	71	0	346	1448
Hähnchen, Brathähnchen	100	9,6	75	0	168	706
▪ Brust, ohne Haut	100	1,0	45	0	109	457
▪ Keule, ohne Haut	100	6,5	84	0	113	472
Huhn, Suppenhuhn	100	18,8	75	0	261	1092
Puter (Truthahn)	100	6,9	90	0	145	606
▪ Brust ohne Haut	100	1,0	45	0	105	441
▪ Keule mit Haut	100	12,5	80	0	236	988
▪ Schnitzel	100	1,0	45	0	106	445
Hammel- und Lammfleisch						
Brust	100	37,0	73	0	381	1594
Filet	100	3,4	70	0	112	469

– = es liegen keine Daten vor   0 = nicht enthalten

Lebensmittel (verzehrbarer Anteil)	Portionsgröße	Fett	Cholesterin	Ballaststoffe	Kilokalorien	Kilojoule
	g/ml	g	mg	g	kcal	kJ
Keule (Schlegel)	100	18,7	75	0	240	1003
Kotelett	100	35,4	77	0	377	1576
Lende	100	13,2	65	0	194	810
Muskelfleisch ohne Fett	100	3,4	70	0	112	469
Schnitzel	100	6,1	70	0	131	549
Kalbfleisch						
Brust	100	6,3	70	0	131	549
Filet	100	1,4	60	0	95	397
Haxe	100	8,0	65	0	193	807
Keule (Schlegel)	100	1,6	65	0	97	407
Kotelett	100	4,3	71	0	135	566
Muskelfleisch ohne Fett	100	0,8	70	0	101	422
Schnitzel	100	1,8	60	0	99	414
Rindfleisch						
Filet	100	4,0	50	0	121	506
Hackfleisch	100	9,0	65	0	166	694
Hochrippe (Rostbraten)	100	11,3	50	0	155	647
Kamm (Hals)	100	8,8	65	0	156	651
Keule (Schlegel)	100	3,2	50	0	129	541
Lende (Roastbeef)	100	6,3	50	0	130	543
Muskelfleisch ohne Fett	100	1,7	50	0	105	439
Nuss (Oberschale)	100	3,0	50	0	111	463
Ochsenschwanz	100	11,5	75	0	184	769
Rindfleisch in Dosen i. D.	100	13,6	70	0	196	822
Rinder-Schweine-Hackfleisch, halb und halb	100	10,0	65	0	173	723
Roulade (Unterschale)	100	3,9	55	0	114	479
Schulter (Bug)	100	8,8	60	0	153	639
Tafelspitz	100	13,2	60	0	183	765
Tatar (Schabefleisch)	100	2,6	50	0	112	468
Schweinefleisch						
Backe	100	55,5	65	0	539	2256

0 = nicht enthalten

Lebensmittel (verzehrbarer Anteil)	Portionsgröße	Fett	Cholesterin	Ballaststoffe	Kilokalorien	Kilojoule
	g/ml	g	mg	g	kcal	kJ
Bauch	100	29,0	55	0	324	1361
Bug (Schulter)	100	16,8	65	0	221	928
Eisbein (Vorderbein)	100	10,8	65	0	179	752
Filet, Lende	100	2,0	55	0	106	443
Flomen (Bauchfett)	100	89,0	70	0	857	3582
Hackfleisch	100	11,0	65	0	180	753
Haxe (Hinterbein)	100	12,2	64	0	186	780
Hüfte	100	3,5	50	0	108	453
Kamm	100	13,8	65	0	197	830
Kasseler	100	12,2	60	0	237	990
Kotelett, mittelfett	100	7,0	50	0	174	727
Mett	100	27,5	70	0	318	1328
Muskelfleisch						
ohne Fett	100	3,0	70	0	111	466
Nuss	100	1,6	50	0	99	415
Rückenspeck, frisch	100	82,5	60	0	802	3352
Schnitzel, mager	100	1,9	50	0	106	443
Schweine-Rinder-Hackfleisch, halb und halb	100	10,0	65	0	173	723
Wild						
Hase	100	3,0	65	0	116	487
Hirsch	100	5,0	58	0	143	600
Rebhuhn	100	9,0	90	0	246	1031
Reh, Keule (Schlegel)	100	1,3	60	0	106	443
= Rücken	100	3,6	65	0	132	552
Wachtel	100	2,3	44	0	120	504
Wildente	100	9,4	80	0	145	609
Wildschwein, Rücken	100	2,4	65	0	118	493
Sonstige Fleischarten						
Kaninchen	100	4,0	70	0	127	531
Pferd	100	2,7	60	0	107	446
Ziege, Kotelett	100	0,6	75	0	97	406

0 = nicht enthalten

Lebensmittel (verzehrbarer Anteil)	Portions-größe	Fett	Chole-sterin	Ballast-stoffe	Kilo-kalorien	Kilojoule
	g/ml	g	mg	g	kcal	kJ
Innereien						
Bries (Kalbsbries)	100	3,4	290	0	108	452
Herz						
▪ Geflügel	100	5,3	170	0	124	519
▪ Hammel und Lamm	100	10,0	140	0	158	661
▪ Kalb	100	5,1	130	0	118	494
▪ Rind	100	6,0	150	0	131	548
▪ Schwein	100	2,1	115	0	87	363
Hirn						
▪ Hammel und Lamm	100	9,1	2200	0	128	535
▪ Kalb	100	7,6	2000	0	111	464
▪ Rind	100	9,6	2000	0	130	542
▪ Schwein	100	9,0	2000	0	132	553
Leber						
▪ Gänseleber	100	4,3	466	0	131	550
▪ Geflügel i. D.	100	4,7	492	0	136	567
▪ Hammel und Lamm	100	4,0	300	0	133	556
▪ Kalb	100	4,1	360	0	124	518
▪ Rind	100	2,1	265	0	121	506
▪ Schwein	100	4,5	340	0	133	560
Lunge						
▪ Kalb	100	2,2	370	0	90	376
▪ Rind	100	2,9	350	0	99	412
▪ Schwein	100	6,7	320	0	114	478
Niere						
▪ Kalb	100	6,4	380	0	134	518
▪ Rind	100	5,1	375	0	122	510
▪ Schwein	100	3,2	340	0	96	402
Zunge						
▪ Kalb	100	6,2	100	0	130	543
▪ Rind	100	15,9	108	0	221	927
▪ Schwein	100	15,7	140	0	227	950
0 = nicht enthalten						

Lebensmittel (verzehrbarer Anteil)	Portions- größe	Fett	Choles- terin	Ballast- stoffe	Kilo- kalorien	Kilojoule
	g/ml	g	mg	g	kcal	kJ
Fleisch- und Wurstwaren						
Bierschinken	100	12,0	65	0	180	752
▪ *leicht-+-lecker-Bierschinken	100	9,0	–	0	150	635
▪ *Linessa Bierschinken »light«	100	3,0	–	0	103	434
▪ *ZIMBO-Bierschinken	100	10,0	–	0	158	659
Bierwurst	100	20,8	70	0	250	1050
Blutwurst	100	28,7	60	0	311	1304
Bockwurst	100	24,3	64	0	275	1154
Bratwurst (vom Schwein)	100	26,8	65	0	297	1242
Bündner Fleisch	100	6,3	–	0	215	903
Cabanossi	100	37,4	93	0	448	1876
Cervelatwurst	100	34,0	80	0	402	1681
▪ *Du-darfst-Cervelatwurst	100	19,0	55	0	251	1043
▪ *leicht-+-lecker-Cervelatwurst	100	24,0	–	0	302	1275
▪ *Lieber-leicht-Cervelatwurst	100	24,0	–	0	275	1163
▪ *Provital-Cervelatwurst	100	22,0	–	0	286	1188
Corned beef	100	6,0	70	0	155	647
▪ *leicht-+-lecker-Corned-beef	100	3,0	–	0	111	471
▪ *Provital-Corned-beef	100	4,0	–	0	132	556
Currywurst	100	23,5	72	0	304	1272
Eisbeinfleisch in Aspik	100	2,0	–	0	86	365
Fleischwurst	100	25,9	66	0	285	1193
▪ *Du-darfst-Fleischwurst	100	19,0	55	0	231	958
▪ *Provital-Fleischwurst	100	14,0	–	0	190	790
Frankfurter Würstchen	100	26,0	65	0	285	1193
▪ *Frankfurter Würstchen »light«	100	15,0	–	0	193	811
Frühstücksfleisch (Luncheon meat)	100	25,4	85	0	294	1229
Gelbwurst	100	26,9	68	0	290	1215
Jagdwurst	100	20,6	70	0	252	1056
▪ *leicht-+-lecker-Jagdwurst	100	15,0	–	0	192	810
▪ *Provital-Kaiserjagdwurst	100	13,0	–	0	181	753

* = weniger Kalorien/weniger Fett   – = es liegen keine Daten vor
0 = nicht enthalten

Lebensmittel (verzehrbarer Anteil)	Portionsgröße	Fett	Cholesterin	Ballaststoffe	Kilokalorien	Kilojoule
	g/ml	g	mg	g	kcal	kJ
Kabanos	100	28,8	–	0	330	1394
= *Houdek Kabanos leicht	100	17,0	–	0	233	987
Kaiserfleisch	100	2,0	70	0	90	378
Kalbfleischsülze	100	3,5	25	0	92	394
Kalbfleischwurst	100	26,6	72	0	291	1216
Kalbsbratwurst	100	25,0	100	0	266	1114
Kasseler Braten, Aufschnitt	100	12,2	80	0	214	895
= *leicht-+-lecker-Kasseler-Braten	100	5,0	–	0	133	559
= *ZIMBO-Kasseler-Braten	100	3,0	–	0	107	454
Katenrauchwurst	100	45,0	85	0	460	1925
= *Lieber-leicht-Katenrauchwurst	100	21,0	–	0	275	1163
Knackwurst	100	26,2	72	0	309	1193
Knoblauchwurst	100	23,1	70	0	274	1146
Lachsschinken	100	5,5	70	0	139	584
Lachsschinken, ohne Fettrand	100	1,5	70	0	85	359
= *ZIMBO-Delikatess-Lachsschinkenfleisch	100	3,0	70	0	127	536
Landjäger	100	42,0	111	0	472	1974
Leberkäse	100	25,5	65	0	315	1320
= *Houdek Leberkäse leicht	100	17,5	–	0	210	890
Leberpastete	100	28,1	137	0	314	1313
Leberwurst, grob	100	27,0	205	0	310	1296
= *becel-Diät-Landleberwurst	100	24,0	80	0	280	1165
= *Du-darfst-Landleberwurst	100	24,0	130	0	285	1195
= *Provital-Landleberwurst	100	26,0	–	0	298	1234
= *Provital-Schinken-Leberwurst mit Kräutern	100	15,0	–	0	215	895
= Kalbsleberwurst	100	36,0	169	0	390	1630
= *becel-Diät-Kalbsleberwurst	100	21,0	95	0	255	1050
= *Du-darfst-Kalbsleberwurst	100	21,0	150	0	260	1090
= *Lieber-leicht-Kalbsleberwurst	100	19,0	–	0	245	1037

* = weniger Kalorien/weniger Fett – = es liegen keine Daten vor
0 = nicht enthalten

Lebensmittel (verzehrbarer Anteil)	Portionsgröße g/ml	Fett g	Cholesterin mg	Ballaststoffe g	Kilokalorien kcal	Kilojoule kJ
*Provital-Kalbsleberwurst	100	26,0	–	0	298	1234
Lyoner	100	30,2	53	0	334	1399
*Linessa Paprika »light«	100	15,0	–	0,5	187	776
*Provital-Kalbslyoner	100	13,0	–	0	181	753
Mettwurst, streichfähig	100	34,5	80	0	377	1577
Mortadella	100	32,8	90	0	366	1530
*ZIMBO-Mortadella	100	18,0	–	0	214	887
Münchner Weißwurst	100	25,1	70	0	278	1161
Ochsenbrust, gegart	100	5,0	–	0	133	558
Ochsenzunge in Aspik	100	2,0	–	0	100	420
Rauchfleisch	100	9,5	100	0	256	1070
*Reinert-Rauchfleisch	100	2,0	–	0	106	445
Röstzwiebelwurst	100	35,0	–	0	378	1588
Rotwurst	100	30,3	96	0	381	1595
*Lieber-leicht-Rotwurst	100	12,0	–	0	180	762
Salami, deutsche	100	34,0	80	0	398	1667
*Du-darfst-Salami	100	19,0	55	0	263	1094
*leicht-+-lecker-Salami	100	24,0	–	0	302	1275
*Lieber-leicht-Salami	100	21,0	–	0	275	1163
*Linessa-Salami, »light«	100	20,0	–	0	268	1114
*Provital-Salami	100	22,0	–	0	286	1188
*ZIMBO-Salami	100	22,0	–	0	286	1188
Edelsalami	100	40,0	85	0	468	1960
Schinken						
Ardenner Kernschinken	100	6,0	110	0	140	588
Hinterschinken, gekocht	100	4,7	85	0	126	529
Katenschinken	100	16,0	110	0	290	1212
*Provital-Kernschinken	100	7,0	–	0	159	667
Rindersaftschinken	100	1,8	–	0	120	504
Roher Schinken	100	16,0	110	0	290	1212
Schinken in Aspik	100	3,0	25	0	95	403

* = weniger Kalorien/weniger Fett – = es liegen keine Daten vor
0 = nicht enthalten

Lebensmittel (verzehrbarer Anteil)	Portionsgröße	Fett	Cholesterin	Ballaststoffe	Kilokalorien	Kilojoule
	g/ml	g	mg	g	kcal	kJ
▪ Vorderschinken, gekocht	100	3,0	81	0	115	481
Schinkenwurst	100	23,6	77	0	267	1118
▪ *Du-darfst-Schinkenwurst	100	15,0	55	0	200	840
▪ *Lieber-leicht-Schinkenwurst	100	21,0	–	0	275	1163
Schweinsbratwurst	100	26,8	65	0	297	1242
Speck, durchwachsen	100	36,0	80	0	402	1683
Speck, geräuchert	100	65,0	90	0	645	2700
Schwartenmagen	100	26,9	70	0	305	1274
Teewurst	100	38,0	86	0	418	1747
▪ *becel-Diät-Teewurst	100	25,0	38	0	295	1240
▪ *Du-darfst-Teewurst	100	27,0	64	0	310	1300
▪ *Lieber-leicht-Teewurst	100	19,0	–	0	253	1052
▪ *Provital-Teewurst	100	25,0	–	0	293	1214
Wiener Würstchen	100	26,8	62	0	295	1235
▪ *becel-Diät-Wiener-Würstchen	100	24,0	34	0	275	1151
▪ *Du-darfst-Würstchen	100	15,0	40	0	195	820
Wildgalantine	100	16,7	–	0	247	1037
Zunge in Aspik	100	9,0	–	0	175	665
Geflügel-Fleisch- und Wurstwaren						
Entenpastete	100	22,8	84	0	306	1285
Gänse-Cervelatwurst	100	28,5	8,4	0	341	1432
Gänseleber in Aspik	100	3,3	400	0	117	491
Gänseleberpastete	100	14,5	164	0	210	878
Gänse-Leberwurst mit Trüffeln	100	17,9	380	0	252	1058
Geflügel-Bratwurst[x]	100	20,0	55	0	230	966
Geflügel-Fleischwurst[x]	100	20,0	35	0	234	990
Geflügel-Gutswurst[x]	100	9,0	20	0	148	628
Geflügel-Jagdwurst[x]	100	11,0	35	0	180	756
Geflügel-Leberwurst[x]	100	25,0	55	0	310	1302
Geflügel-Lyoner[x]	100	20,0	35	0	234	990
Geflügel-Mortadella	100	9,8	81	0	174	730

* = weniger Kalorien/weniger Fett   – = es liegen keine Daten vor
0 = nicht enthalten   [x] = Gutfried-Geflügel-/Truthahnprodukt

Lebensmittel (verzehrbarer Anteil)	Portions-größe	Fett	Choles-terin	Ballast-stoffe	Kilo-kalorien	Kilojoule
	g/ml	g	mg	g	kcal	kJ
Geflügel-Snakkis	100	19,0	–	0	235	956
Geflügelwürstchen[x]	100	25,0	45	0	310	1302
Hähnchenprodukte						
Hähnchenbrust	100	1,0	60	0	115	483
Hähnchenbrust in Aspik[x]	100	2,0	30	0	84	358
Hähnchenbrustfilet in						
= Aspik »Hawaii«[2]	100	2,0	–	+	94	397
= Curry-Aspik[2]	100	2,0	–	+	94	397
= Gelee mit Mandarinen[3]	100	0,5	–	+	103	433
= Wein-Aspik mit Paprika[2]	100	2,0	–	+	90	380
Hähnchenbrustroulade[2]	100	7,0	–	0	142	596
Hähnchenbrustroulade mit Mozzarella[4]	100	13,0	–	0	193	804
Hähnchengrillbrust[2]	100	2,0	–	0	113	479
Hähnchen-Lyoner[2]	100	18,0	–	0	221	918
Hähnchenpastete mit Speckmantel[2]	100	16,0	–	0	212	881
Puten-/Truthahnprodukte						
Puten-Bierschinken[x]	100	9,0	20	0	148	628
Puten-Bockwurst[1]	100	20,0	–	0	228	944
Putenbraten[x]	100	5,0	30	0	135	567
Puten-Bratwurst[1]	100	15,0	–	0	195	810
Putenbrust, gegrillt[3]	100	2,0	–	0	106	445
Putenbrust, geräuchert[x]	100	2,0	25	0	115	483
Putenbrust im Bratnetz[x]	100	9,0	25	0	160	672
Putenbrust, Paprika[x]	100	2,0	25	0	113	478
Putenbrustroulade, Paprika[4]	100	8,0	–	0	140	585
Putenbrustschinken[x]	100	3,0	25	0	120	504
Puten-Cervelat[1]	100	15,0	–	0	215	895
Puten-Cocktailsülze[x]	100	3,5	20	0	91	382

+ = in Spuren enthalten – = es liegen keine Daten vor 0 = nicht enthalten
[x] = Gutfried-Geflügel-/Truthahnprodukt [1] = Höhenrainer Truthahnprodukt
[2] = ZIMBO [3] = Aktivit [4] = Provital

Lebensmittel (verzehrbarer Anteil)	Portionsgröße g/ml	Fett g	Cholesterin mg	Ballaststoffe g	Kilokalorien kcal	Kilojoule kJ
Puten-Corned Turkey[x]	100	7,0	30	0	148	626
Puten-Debreziner[1]	100	15,0	–	0	203	844
Putenfleisch in Champignon-Aspik[x]	100	2,0	20	+	94	398
Putenfleisch in Wein-Aspik[2]	100	2,0	–	0	78	331
Puten-Fleischkäse[x]	100	15,0	35	0	210	882
Puten-Fleischwurst[x]	100	20	35	0	235	987
Puten-Gelbwurst[1]	100	10,0	–	0	146	610
Puten-Jagdwurst[x]	100	9,0	35	0	160	672
Puten-Jagdwurst mit grünem Pfeffer[2]	100	17,0	–	0	209	867
Puten-Käsekrainer[2]	100	15,0	–	0	207	861
Puten-Knacker[1]	100	15,0	–	0	199	827
Puten-Kochschinken[2]	100	3,0	–	0	119	502
Puten-Krakauer[x]	100	9,0	35	0	149	627
Puten-Krakauer mit Pfeffer[2]	100	10,0	–	0	158	659
Puten-Lachsschinken[x]	100	3,0	30	0	130	546
Puten-Landleberwurst[1]	100	22,0	–	0	260	1077
Puten-Leberkäs, gebacken[x]	100	20,0	40	0	250	1050
Puten-Leberwurst[1]	100	30,0	–	0	336	1386
Puten-Medaillons in Sherry-Aspik[4]	100	3,0	–	0	87	366
Puten-Mortadella[x]	100	20,0	35	0	235	987
Puten-Motadella mit Pistazien[4]	100	18,0	–	0	222	921
Puten-Pastete						
▪ Florentin[1]	100	5,0	–	0	113	474
▪ Gärtnerin[1]	100	5,0	–	+	121	508
▪ im Spinatmantel[x]	100	7,0	20	+	140	588
▪ mit Kräutern[2]	100	3,0	–	+	111	468
▪ mit Paprika[1]	100	3,0	–	+	111	468
▪ Mosaik[x]	100	11,0	25	0	150	630
Puten-Pastrami[x]	100	5,0	30	0	130	546
Puten-Regensburger[1]	100	15,0	–	0	207	861

+ = in Spuren enthalten – = es liegen keine Daten vor 0 = nicht enthalten
[x] = Gutfried-Geflügel-/Truthahnprodukt [1] = Höhenrainer Truthahnprodukt
[2] = ZIMBO [4] = Provital

Lebensmittel (verzehrbarer Anteil)	Portions-größe g/ml	Fett g	Chole-sterin mg	Ballast-stoffe g	Kilo-kalorien kcal	Kilojoule kJ
Puten-Rostbratwurst[1]	100	22	–	0	254	1052
Putenroulade[x]	100	9,0	25	0	143	606
Puten-Salami[x]	100	25,0	45	0	360	1528
Puten-Schinkenwurst[x]	100	20,0	35	0	235	987
Puten-Wacholderschinken[1]	100	10,0	–	0	174	727
Puten-Weißwurst[1]	100	15,0	–	0	187	776
Puten-Wiener[1]	100	15,0	–	0	199	827
Puten-/Truthahngerichte[x] (fertig gegart)						
Putenbrust-Schnitzel	100	7,0	35	0	160	672
Puten-Cevapcici	100	18,0	45	0	300	1260
Puten-Cordon-bleu	100	11,0	35	0	210	882
Puten-Frikadellen	100	18,0	45	0	270	1134
Puten-Hackfleischbällchen	100	18,0	45	0	270	1134
Puten-Knuspermedaillons	100	7,0	35	0	190	798
Puten-Nuggets	100	9,0	35	0	190	798
Puten-Pizzataler	100	16,0	45	0	235	987

Getreide, Getreideprodukte

Getreide, Mehle und andere Mahlprodukte						
Buchweizen, Korn, geschält	100	1,7	0	3,7	340	1423
▪ Vollkornflocken	100	2,0	0	5,6	346	1448
▪ Grütze	100	1,6	0	2,5	345	1444
▪ Vollmehl	100	1,7	0	3,7	340	1423
▪ Helles Mehl	100	0,8	0	2,0	350	1465
Dinkel (Grünkern), Korn	100	2,7	0	9,9	320	1340
▪ Mehl, Typ 1700	100	2,0	0	6,0	360	1507
▪ Schrot	100	2,7	–	7,0	353	1480
Gerste, Korn	100	2,1	0	8,7	292	1292
▪ Vollkornflocken	100	2,1	0	8,5	351	1469
▪ Graupen	100	1,4	0	4,6	302	1266

– = es liegen keine Daten vor   0 = nicht enthalten
[x] = Gutfried-Geflügel-/Truthahnprodukt   [1] = Höhenrainer Truthahnprodukt

Lebensmittel (verzehrbarer Anteil)	Portionsgröße	Fett	Cholesterin	Ballaststoffe	Kilokalorien	Kilojoule
	g/ml	g	mg	g	kcal	kJ
▪ Grütze	100	1,5	0	9,0	338	1415
▪ Mehl, Vollkorn	100	1,9	0	9,8	350	1465
Grünkern (Dinkel), Korn	100	2,7	0	9,9	320	1340
▪ Mehl, Typ 1700	100	2,0	0	6,0	360	1507
▪ Schrot	100	2,7	–	7,0	353	1480
Hafer, Korn	100	7,1	0	9,3	359	1502
▪ Vollkornflocken	100	7,0	0	9,5	363	1519
▪ Haferflocken (Instant)	100	7,7	0	6,7	384	1607
▪ Grütze	100	5,8	0	3,6	361	1513
▪ Mehl	100	7,1	0	7,0	389	1630
▪ Kleie mit Keim	100	9,3	0	18,6	383	1603
Hirse, Korn	100	3,9	0	3,9	354	1478
▪ Vollkornflocken	100	3,0	0	3,0	343	1440
Mais, Korn	100	3,8	0	7,7	333	1392
▪ Popcorn	100	5,0	0	10,0	368	1541
▪ Grieß, gelb	100	1,1	0	5,0	339	1419
▪ Stärke	100	0,1	0	+	346	1448
▪ Vollmehl, gelb	100	4,0	0	9,2	333	1392
Quinoa	100	6,9	0	6,8	359	1525
Reis, Korn, Naturreis	100	2,2	0	4,0	348	1457
▪ poliert, roh	100	0,6	0	2,1	347	1452
▪ Flocken	100	2,0	0	3,0	374	1589
▪ Mehl	100	0,7	0	3,0	351	1469
▪ Stärke	100	0	0	+	343	1436
▪ Wildreis	100	2,0	0	3,0	340	1421
Roggen, Korn	100	1,7	0	13,4	264	1104
▪ Vollkornflocken	100	1,7	0	13,3	307	1286
▪ Mehl, Typ 815	100	1,0	0	6,5	300	1254
▪ Mehl, Typ 997	100	1,1	0	6,9	299	1251
▪ Mehl, Typ 1150	100	1,3	0	7,7	295	1234
▪ Vollkornmehl, Backschrot, Typ 1800	100	1,5	0	12,0	273	1143

+ = in Spuren enthalten   – = es liegen keine Daten vor   0 = nicht enthalten

Lebensmittel (verzehrbarer Anteil)	Portionsgröße	Fett	Cholesterin	Ballaststoffe	Kilokalorien	Kilojoule
	g/ml	g	mg	g	kcal	kJ
Weizen, Korn	100	2,0	0	10,4	304	1274
▪ Vollkornflocken	100	2,2	0	9,7	312	1310
▪ Grieß	100	1,0	0	7,1	324	1355
▪ Mehl, Typ 405	100	1,0	0	3,2	339	1419
▪ Mehl, Typ 550	100	1,1	0	3,5	339	1419
▪ Mehl, Typ 1050	100	1,8	0	5,2	330	1382
▪ Vollkornmehl, Backschrot, Typ 1700	100	2,0	0	9,2	306	1282
▪ Weizenkeime	100	10,0	0	15,0	327	1367
▪ Weizenkleie	100	5,0	0	49,3	149	623
▪ Weizenstärke	100	0,1	0	+	333	1392
Frühstücksflocken, Müslis						
All-Bran	100	3,2	0	28,0	273	1155
Ballaststoffmüsli	100	3,8	0	17,2	302	1266
Beeren-Vollkorn-Müesli	100	3,7	0	9,1	329	1399
Birchermüsli mit Rohrzucker	100	6,0	0	7,0	333	1392
▪ Birchermüsli ohne Zucker	100	7,0	0	7,4	339	1419
Bran-Buds	100	3,6	0	26,0	280	1187
Bran-Flakes (Haferkleieflocken)	100	1,8	0	16,0	320	1344
Cornflakes	100	0,8	0	3,2	369	1568
Craclin' Oat Bran	100	15,0	0	17,0	381	1601
Früchtemüsli	100	4,3	0	12,7	350	1465
Fruit'n fibre	100	6,1	0	8,5	360	1521
Haferfleks mit Kleie	100	8,0	0	16,0	350	1486
Haferkleie-Flocken	100	8,5	0	20,0	309	1312
Haferkleie-Müsli	100	6,2	0	11,2	340	1443
Kleiemüsli	100	3,2	0	19,0	363	1519
Knusperkorn-Müesli	100	15,2	0	7,4	422	1791
Krokantmüsli	100	16,5	0	3,8	448	1900
Multi-Korn-Müesli	100	5,4	0	10,3	341	1450
Schokomüsli	100	7,3	0	16,4	397	1662
Trauben-Nuss-Müsli	100	6,0	0	13,0	327	1792

+ = in Spuren enthalten 0 = nicht enthalten

Lebensmittel (verzehrbarer Anteil)	Portions-größe	Fett	Choles-terin	Ballast-stoffe	Kilo-kalorien	Kilojoule
	g/ml	g	mg	g	kcal	kJ
Vollkornmüsli	100	4,3	0	6,8	362	1515
10-Früchte-Vollkorn-Müesli	100	3,3	0	8,2	337	1429
Teigwaren						
Eierteigwaren (Nudeln)	100	2,8	94	3,4	347	1452
▪ mit erhöhtem Eigehalt	100	3,7	146	3,2	370	1547
Spaghetti, eifrei	100	1,8	0	3,4	342	1430
Teigwaren, eifrei	100	1,2	0	5,1	348	1461
Vollkornteigwaren, eihaltig	100	3,6	68	8,8	343	1436
Vollkornteigwaren, eifrei	100	2,4	0	9,1	335	1400
Brot						
Baguette	100	0,7	0	3,0	270	1129
Bauernbrot, dunkel	100	2,0	0	11,1	193	807
Croissant	100	25,8	80	1,2	410	1714
Finnenbrot	100	7,4	0	8,7	247	1049
Fladenbrot, Vollkorn-	100	4,0	0	6,0	370	1550
Grahambrot	100	1,5	0	5,0	208	870
Haferkornbrot	100	2,0	0	9,8	215	900
Knäckebrot	100	1,5	0	14,0	318	1327
▪ Haferkorn-Knäckebrot	100	6,5	0	11,8	350	1500
▪ Knäckebrot plus Ballaststoffe	100	8,0	0	24,0	300	1280
▪ Müsli-Knäckebrot	100	7,0	0	11,0	360	1520
▪ Rosinen-Knäckebrot	100	1,8	0	4,7	357	1499
▪ Sesam-Knäckebrot	100	11,0	0	7,6	397	1686
▪ Vollkorn-Knäckebrot	100	2,0	0	15,5	310	1320
Knisterbrot	100	6,0	0	9,0	366	1554
Laugenbrötchen	100	1,8	0	1,9	253	1058
Leinsamenbrot	100	2,0	0	12,3	196	820
Paniermehl (Semmelbrösel)	100	2,0	0	4,0	361	1510
▪ Vollkorn-Paniermehl	100	3,0	0	8,4	351	1490
▪ Fix zum Panieren	100	7,0	78	4,0	360	1520
Pita-Brot	100	1,2	0	2,2	265	1108

0 = nicht enthalten

Lebensmittel (verzehrbarer Anteil)	Portionsgröße	Fett	Cholesterin	Ballaststoffe	Kilokalorien	Kilojoule
	g/ml	g	mg	g	kcal	kJ
Pumpernickel	100	1,0	0	9,8	201	840
Reis-Snacks						
▪ Vollkorn-Reis	100	3,0	0	4,0	379	1607
▪ Vollkorn-Reis + Mais	100	3,0	0	6,0	372	1577
▪ 4-Korn + Vollkorn-Reis	100	2,0	0	7,0	340	1442
Roggenbrot	100	1,4	0	6,8	222	930
Roggenmischbrot	100	1,4	0	6,0	225	940
Roggenschrot- und Vollkornbrot	100	1,4	0	8,9	206	864
Schüttelbrot	100	1,7	0	7,8	323	1374
Semmeln (Weizenbrötchen)	100	1,9	0	3,4	258	1076
Simonsbrot	100	1,3	0	6,0	204	854
Sojabrot	100	3,0	0	7,7	211	882
Steinmetzbrot	100	1,3	0	6,0	203	850
Toastbrot, Weizen	100	4,5	0	3,8	262	1097
▪ Toastbrot, Vollkorn-	100	2,8	0	7,1	238	995
Vierkornbrot	100	2,0	0	8,6	214	897
Weißbrot	100	1,8	0	3,0	238	995
Weizenbrötchen (Semmeln)	100	1,5	0	3,4	258	1076
Weizenmischbrot	100	1,5	0	4,8	232	968
Weizenschrot- und Vollkornbrot	100	1,5	0	6,9	208	870
Zwieback	100	4,3	60	5,2	374	1563
Zwieback, eifrei	100	4,3	0	5,2	403	1612
Zwieback, Vollkorn-	100	8,0	0	11,0	364	1523
Kekse, Dauergebäck						
Aachener Printen	100	21,3	14	–	465	1948
ABC/Russisch Brot	100	1,0	0	0	388	1624
Apfel-Vollkornkeks	100	19	0	10,0	435	1844
Baiser	100	0	0	0	415	1737
Biskuittortenboden	100	2,3	108	1,1	284	1189
Blätterteiggebäck	100	30,0	71	+	422	1766
Butterkeks	100	21,2	62	3,0	480	2008
Butterkeks, Vollkorn-	100	13,0	80	7,0	413	1752

+ = in Spuren enthalten – = es liegen keine Daten vor 0 = nicht enthalten

Lebensmittel (verzehrbarer Anteil)	Portionsgröße	Fett	Cholesterin	Ballaststoffe	Kilokalorien	Kilojoule
	g/ml	g	mg	g	kcal	kJ
Eiswaffeln	100	5,0	–	–	405	1695
Fruchtkleiekeks	100	19,0	0	19,0	399	16/1
Haselnussgebäck, Vollkorn-	100	28,0	0	8,0	484	2050
Hirsekeks	100	21,0	0	8,0	453	1920
Honigplätzchen	100	3,6	65	1,7	340	1420
Japonais	100	34,0	–	–	555	2323
Kekse, gemischt i. D.	100	15,8	46	2,3	421	1764
Kipferl, Vanille-	100	32,0	192	1,5	545	2281
Kleieplätzchen	100	25,0	0	10,1	469	1963
Kleiesnacks, süß	100	21,0	0	15,0	417	1746
Lebkuchen, Elisen-						
▪ schokoliert	100	21,5	85	1,8	443	1852
▪ zuckerglasiert	100	16,9	85	1,8	417	1742
Lebkuchen, Oblaten-						
▪ schokoliert	100	15,7	36	2,6	380	1589
▪ zuckerglasiert	100	9,4	36	2,6	338	1412
Löffelbiskuit	100	5,0	248	0,7	407	1704
Mandelmakronen	100	24,0	1,0	2,6	395	1650
Müslikeks	100	19,0	0	8,0	443	1854
Nussgebäck	100	28,0	76	4,0	512	2142
Pfeffernüsse	100	3,0	53	1,7	354	1484
Schwarz-Weiß-Gebäck	100	30,0	150	–	500	2050
Spekulatius	100	18,7	97	1,5	441	1846
Springerle	100	10,0	100	–	350	1500
Spritzgebäck	100	20,0	70	1,5	400	1800
Vollkorngebäck, Mehrkorn	100	25,0	0	7,0	473	2004
Vollkornkeks i. D.	100	20,0	0	10,0	440	1842
Vollkornkeks mit Weizenkeimen und Schokolade	100	25,0	0	4,0	490	2051
Waffelmischung mit Cremefüllung	100	20,0	131	+	472	1975
Zimtsterne	100	20,0	0	3,0	433	1820

+ = in Spuren enthalten – = es liegen keine Daten vor 0 = nicht enthalten

Lebensmittel (verzehrbarer Anteil)	Portionsgröße	Fett	Cholesterin	Ballaststoffe	Kilokalorien	Kilojoule
	g/ml	g	mg	g	kcal	kJ
Salzige Knabbereien						
Chips	100	34,0	0	1,4	545	2281
■ *Linessa Chips »light«	100	23,0	0	4,9	479	2007
Chipsletten/Chippos	100	28,0	0	1,4	527	2204
Erdnussflocken, -flips	100	25,0	0	–	501	2098
Käseröllchen	100	33,0	86	0,7	545	2281
Käsesnacks	100	38,0	116	0,7	570	2385
Kleiesnacks, pikant	100	25,0	0	15,0	433	1813
Kräcker	100	14,0	0	3,0	450	1884
■ Dreikorn-Kräcker	100	14,2	0	12,8	403	1708
Pizza-Kräck	100	31,0	–	–	525	2198
Popcorn, ungesüßt	100	4,0	0	11,7	339	1441
Roggenkeks mit Kräutern	100	22,0	0	14,0	434	1817
Salzbrezeln, Vollkorn-	100	9,4	0	11,5	364	1536
Salzstangen, -brezeln	100	0,5	0	1,2	350	1463
Salzstangen, Vollkorn-	100	6,7	0	12,0	342	1443
Schink-Kräck	100	27,0	–	–	505	2114
Schrot-Krusten	100	3,0	0	20,0	295	1235
Snacks-Pizza	100	15,0	–	–	440	1842
Taccos	100	19,1	0	–	466	1955
Vollkorn-Knabberstangen	100	6,7	0	12,0	342	1450
Zwiebelsnacks	100	27,0	–	–	511	2138
Backteige, Backwaren						
tiefgefroren, backfertig						
Blätterteig mit Butter	100	33,1	95	0,9	450	1883
Blätterteig mit Margarine	100	28,0	0	0,9	404	1710
■ Vollkorn-Blätterteig	100	30,0	0	–	450	1905
Hefeteig	100	6,0	49	1,4	284	1188
Mürbeteig	100	21,0	112	0,9	453	1897
Pizzateig	100	6,4	49	1,4	258	1078
Kuchen und Torten						
Amerikaner	100	8,0	60	0,7	220	915

* = weniger Kalorien – = es liegen keine Daten vor 0 = nicht enthalten

Lebensmittel (verzehrbarer Anteil)	Portionsgröße	Fett	Cholesterin	Ballaststoffe	Kilokalorien	Kilojoule
	g/ml	g	mg	g	kcal	kJ
Apfelkuchen aus Rührteig	100	9,2	89	1,2	217	908
Apfelstrudel	100	9,0	18	2,1	210	881
Apfeltorte, gedeckt aus Mürbeteig	100	7,5	23	1,9	207	865
Baumkuchen	100	24,0	200	0,8	430	1795
Berliner/Krapfen	100	11,8	125	1,3	334	1399
Bienenstich	100	18,7	69	0,8	239	1417
Biskuitrolle	100	2,3	108	1,1	284	1189
▪ mit Fruchtsahne	100	11,7	117	0,8	233	980
▪ mit Zitronencreme	100	8,3	142	–	217	910
Donauwellen	100	17,0	95	1,0	310	1290
Englischer Früchtekuchen	100	10,0	90	4,1	350	1470
Frankfurter Kranz	100	22,7	115	0,7	360	1505
Früchtekuchen (Englischer Kuchen)	100	10,0	90	4,1	350	1470
Hefegebäck, einfach	100	6,6	26	–	250	1042
Hefestückchen mit Zuckerguss	100	6,9	48	1,6	294	1232
Hefezopf mit Rosinen	100	8,6	107	2,0	314	1316
Himbeer-Sahnetorte	100	20,0	116	0,6	294	1231
Käsekuchen	100	16,5	100	0,4	293	1225
Käse-Sahnetorte	100	14,2	156	0,1	235	984
Kirschstrudel	100	7,0	1	1,9	217	911
▪ aus Mürbeteig	100	9,4	45	2,4	212	890
Knack & Back Müsli-Schnecken	100	16,6	40	–	520	2175
Krapfen/Berliner	100	11,8	125	1,3	334	1399
Linzer Torte	100	20,7	125	2,3	424	1772
Mandelmakronen	100	24,0	1	6,0	376	1573
Marmorkuchen	100	21,1	166	0,9	406	1700
Nussecke	100	26,0	70	1,3	500	2100
Nusskuchen	100	29,1	39	2,0	436	1824
Nuss-Sahnetorte	100	24,0	122	2,0	420	1745
Obstkuchen aus Hefeteig	100	3,5	26	1,6	187	781

– = es liegen keine Daten vor

Lebensmittel (verzehrbarer Anteil)	Portionsgröße	Fett	Cholesterin	Ballaststoffe	Kilokalorien	Kilojoule
	g/ml	g	mg	g	kcal	kJ
Obsttorte mit Beeren						
▪ aus Biskuitteig	100	2,3	120	1,7	222	930
▪ aus Mürbeteig	100	11,3	50	1,7	252	1053
Plundergebäck	100	22,2	55	1,6	405	1703
Quarkstrudel	100	13,0	65	0,8	260	1090
Quiche lorraine	100	14,4	100	–	192	805
Rhabarberkuchen mit Baiser	100	10,0	40	1,8	200	840
Sachertorte	100	11,6	180	1,4	345	1440
Sandkuchen	100	19,5	118	0,4	407	1703
Schokoladenkuchen	100	15,1	62	1,7	355	1486
Schokoladen-Sahnetorte	100	21,4	104	0,7	307	1285
Schuhsohle aus Blätterteig	100	30,0	45	0,9	390	1635
Schwarzwälder Kirschtorte	100	17,8	89	0,6	410	1720
Schweinsöhrchen	100	25,0	12	1,2	425	1785
Streuselkuchen aus Hefeteig	100	14,2	41	1,2	393	1650
Weihnachtsstollen						
▪ Dresdner Stollen	100	20,4	54	2,6	412	1727
▪ Marzipanstollen	100	17,0	45	3,2	400	1665
▪ Mohnstollen	100	15,0	45	2,2	330	1390
Windbeutel	100	10,5	210	0,4	195	815
Zitronen-Sahnetorte	100	17,0	146	0,4	294	1641
Zwetschgenkuchen aus Hefeteig	100	4,0	25	1,6	180	745
Zwiebelkuchen aus Hefeteig	100	12,0	40	4,9	220	924

Hülsenfrüchte, Soja, Sojaprodukte

Hülsenfrüchte						
Bohnen, weiß	100	1,6	0	17,0	300	1254
▪ in der Dose	100	1,1	0	11,2	198	827
Dicke Bohnen	100	2,0	0	20,0	363	1518
▪ in der Dose	100	1,0	0	7,8	195	816
Erbsen, gelb	100	1,4	0	16,0	342	1430
Kichererbsen	100	3,4	0	10,7	314	1314

– = es liegen keine Daten vor   0 = nicht enthalten

Lebensmittel (verzehrbarer Anteil)	Portionsgröße	Fett	Cholesterin	Ballaststoffe	Kilokalorien	Kilojoule
	g/ml	g	mg	g	kcal	kJ
Kidneybohnen	100	1,4	0	15,7	266	1112
▪ in der Dose	100	0,6	0	6,2	100	418
Limabohnen	100	1,4	0	16,0	286	1196
Linsen	100	1,4	0	10,6	325	1359
▪ in der Dose	100	0,4	0	3,5	100	418
Puy-Linsen	100	1,5	0	–	270	1129
Romanobohnen	100	1,6	0	24,9	356	1495
Rote Linsen	100	1,4	0	11,7	304	1273
Saubohnen	100	2,0	0	22,0	309	1294
Wachtelbohnen	100	1,3	0	15,5	331	1385
Soja, Sojaprodukte (Reformhaus)						
Mungobohnen	100	1,2	0	17,9	280	1170
Sojabohnen	100	18,6	0	15,7	370	1547
▪ in der Dose	100	3,9	0	2,0	93	390
SojaCremig, neutral	100	2,1	0	0	53	224
Sojadessert, Karamel	100	1,8	0	0	87	368
▪ Schoko	100	1,7	0	+	84	355
▪ Vanille	100	1,8	0	0	86	364
Soja-Drink, naturell	100	2,1	0	0	37	154
▪ Kakao	100	2,1	0	+	73	305
▪ Kalzium	100	2,1	0	0	47	195
Sojafleisch (Fleischersatz), Trockenprodukt	100	0,5	0	18	251	1052
▪ mit Gewürzen	100	1,1	0	10,0	305	1281
▪ Steak	100	1,1	0	10,0	305	1281
Soja-frosti (Sojaeis)						
▪ Cassis-Creme	100	7,9	0	+	141	590
▪ Maracuja-Orange	100	9,6	0	+	151	633
Sojakäse (Tofu)	100	7,0	0	0	125	507
▪ Bio-Tofu im Glas	100	11,0	0	–	166	696
Sojakeimlinge	100	1,2	0	2,6	58	242
▪ Bio-Sojakeimlinge im Glas	100	4,0	0	–	106	445

+ = in Spuren enthalten – = es liegen keine Daten vor 0 = nicht enthalten

Lebensmittel (verzehrbarer Anteil)	Portionsgröße	Fett	Cholesterin	Ballaststoffe	Kilokalorien	Kilojoule
	g/ml	g	mg	g	kcal	kJ
= in der Dose	100	0,7	0	1,6	35	146
Soja-Knuspers	100	28,0	0	3,5	492	2060
Sojamehl, vollfett	100	20,6	0	10,9	370	1547
= halbfett	100	6,7	0	14,3	335	1402
= entfettet	100	1,0	0	3,0	337	1411
Sojamilch	100	1,5	0	0	36	151
Sojaschrot	100	23,0	0	20,0	388	1629
Soja-Teigwaren	100	5,2	0	11,4	325	1365
Soja-Wurst	100	25,4	0	1,0	292	1226
Soja-Würstchen	100	33,9	0	0,9	362	1520
Tofu (Sojakäse)	100	7,0	0	0	125	507
= Bio-Tofu im Glas	100	11,0	0	–	166	696
Tofu-Früchte-Dessert	100	1,2	0	+	83	354
Tofunaise	100	50,3	0	–	478	2020
Tofu-Salatcreme	100	12,9	0	0	171	716
Tofu-Salate						
= Exotik	100	26,7	0	–	281	1160
= Gutsherren	100	28,1	–	–	275	1135
= Hawaii	100	23,2	–	–	244	1009
= Indisch	100	32,1	0	–	321	1348
= Lauch-Apfel	100	25,6	0	–	271	1121
= Mexiko	100	7,1	–	–	114	477
= Rosso	100	12,6	0	–	167	707
= Rustikal	100	27,4	0	–	284	1197
= Schweden	100	22,9	0	–	249	1052
Pflanzliche Brotaufstriche und Brotbeläge (Reformhaus)						
Sandwich-Pastete						
= Champignon	100	18,1	0	–	250	1057
= cremig-mild	100	17,7	0	2,8	224	948
= Grünkern-mild	100	17,7	0	–	219	926
= Hausmacher Art	100	17,9	0	–	240	1013
= Kräuter	100	18,3	0	–	258	1093

+ = in Spuren enthalten – = es liegen keine Daten vor 0 = nicht enthalten

Lebensmittel (verzehrbarer Anteil)	Portions-größe	Fett	Choles-terin	Ballast-stoffe	Kilo-kalorien	Kilojoule
	g/ml	g	mg	g	kcal	kJ
= »Linsi«	100	15,1	0	–	218	921
= Oliven	100	18,8	0	–	246	1043
= Soja-pikant	100	35,4	0	1,2	358	1514
= Tomavita	100	20,1	0	3,5	258	1092
Sojaaufstrich						
= rustikal	100	17,0	0	–	204	854
= Zwiebel	100	15,3	0	–	187	792
Tartex, vegetabile Pastete						
= Champignon	100	18,0	0	–	215	895
= Delikatess	100	18,0	0	–	220	920
= Exquisit	100	21,5	0	–	262	1088
= Kräuter	100	18,0	0	–	220	910
= Olivera	100	22,0	0	–	246	1018
= Paprika	100	18,0	0	–	230	955
= Pikant mit Knoblauch	100	17,0	0	–	230	945
= Primabella	100	21,5	0	–	264	1096
= Tomabella	100	18,0	0	–	230	955
= »Ungarische Art«	100	17,0	0	–	210	860
= Winzer	100	24,0	0	–	280	1160
Tartex, vegetarische Aufschnitt-Pastete						
= Lyoner Art	100	28,7	–	–	302	1247
= mit Dinkel	100	29,0	10	–	310	1270
= mit Gemüse	100	32,0	15	–	316	1303
Tofu-Aufstrich						
= Braunschweiger Art	100	22,5	0	–	259	1087
= Kräuter	100	23,5	0	–	272	1142
= Pfälzer Art	100	22,5	0	–	263	1104
Tofu-Brotaufstrich						
= Gourmet	100	18,3	0	–	220	928
= Knoblauch	100	17,8	0	–	209	886
= pikant	100	15,7	0	–	191	810

– = es liegen keine Daten vor   0 = nicht enthalten

Lebensmittel (verzehrbarer Anteil)	Portionsgröße g/ml	Fett g	Cholesterin mg	Ballaststoffe g	Kilokalorien kcal	Kilojoule kJ
= rustikal	100	17,2	0	–	200	844
= Zwiebel	100	16,1	0	–	218	921
Tofu-Pastete						
= Holsteiner Art	100	31,0	0	–	331	1390
= mit Brokkoli	100	26,2	0	–	313	1314
= mit Gartengemüse	100	30,5	0	–	323	1356
= mit Paprika	100	32,2	0	–	338	1419
= Münchner Art	100	33,1	0	–	348	1461
= Westfälische Art	100	37,0	0	–	384	1612
Tofu-Pastete, Bio-						
= Gemüse	100	23,4	0	1,6	245	1037
= Grüner Pfeffer	100	21,6	0	0,5	229	967
= Kräuter der Provence	100	22,1	0	0,6	240	1013
= Tomate	100	22,9	0	1,2	254	1074
Vegetarischer Brotbelag						
mit Tofu, geräuchert	100	22,8	0	–	273	1155
Vegadella	100	28,1	0	3,4	305	1289
Vitadella, geräuchert	100	35,7	0	3,7	360	1520
Yamato Tofu						
= mit Curry	100	5,5	0	0	106	445
= mit Gartenkräutern	100	5,5	0	+	106	445
= Räuchertofu, mild	100	8,0	0	0	150	630
= Sate-Tofu	100	14,0	0	–	204	856

Samen, Nüsse, Nussprodukte

Carob (Johannisbrot)	100	1,4	0	74,0	60	251
Cashewnüsse	100	42,0	0	4,0	564	2369
Cashewnussmus	100	48,3	0	4,9	605	2558
Erdnüsse, frisch	100	48,1	0	7,1	571	2390
= Erdnüsse, geröstet	100	49,4	0	7,4	586	2453
= Erdnussbutter	100	50,0	0	7,6	630	2636
= Erdnusscreme	100	50,8	0	8,1	605	2507

+ = in Spuren enthalten   – = es liegen keine Daten vor   0 = nicht enthalten

Lebensmittel (verzehrbarer Anteil)	Portionsgröße	Fett	Cholesterin	Ballaststoffe	Kilokalorien	Kilojoule
	g/ml	g	mg	g	kcal	kJ
▪ Erdnussflocken	100	28,0	0	–	520	2176
▪ Erdnussmus	100	52,8	0	6,1	625	2589
Esskastanien (Maronen)	100	1,9	0	1,0	196	818
Haselnüsse, frisch	100	61,0	0	7,4	643	2692
▪ Haselnussmus	100	68,3	0	7,6	698	2947
▪ Haselnuss-Nugat-Creme	100	46,7	0	4,0	551	2331
Johannisbrot (Carob)	100	1,4	0	74,0	60	251
Kakaopulver	100	24,0	0	23,0	391	1642
▪ stark entölt	100	12,0	0	25,0	272	1142
Kokosnuss, reif	100	34,0	0	8,0	342	1431
▪ Kokosmilch	100	0,2	0	0	9	36
▪ Kokosraspel	100	62,0	0	24,0	606	2536
Kürbiskerne	100	49,0	0	5,8	610	2580
Leinsamen, ungeschält	100	35,0	0	4,0	435	1820
Macadamianüsse	100	77,6	0	5,3	748	3127
Mandeln	100	54,0	0	10,0	599	2507
▪ Mandelmus	100	60,2	0	8,0	650	2748
Maronen (Esskastanien)	100	1,9	0	1,0	196	818
Mohnsamen	100	41,0	0	20,5	481	2012
Paranuss	100	67,0	0	7,0	668	2796
Pinienkerne	100	60,0	0	1,0	674	2820
Pistazienkerne	100	51,6	0	6,5	598	2500
Sesamsamen	100	50,0	0	11,9	570	2385
▪ Sesam-Mix mit Honig	100	44,0	0	–	576	2438
▪ Sesammus	100	64,0	0	–	682	2881
Sonnenblumenkerne, geschält	100	49,0	0	6,3	582	2436
Walnüsse	100	62,0	0	4,6	666	2788

Obst, Gemüse, Pilze

Obst						
Ananas, frisch	100	0,2	0	1,4	57	240
▪ in der Dose, gesüßt	100	0,2	0	1,0	95	399

– = es liegen keine Daten vor 0 = nicht enthalten

Lebensmittel (verzehrbarer Anteil)	Portions- größe	Fett	Choles- terin	Ballast- stoffe	Kilo- kalorien	Kilojoule
	g/ml	g	mg	g	kcal	kJ
▪ in der Dose, ungesüßt	100	0,1	0	1,0	59	247
▪ *Diät-, mit Süßstoff, im Glas	100	0,1	0	1,0	40	170
Andenbeeren (Physalis)	100	0	0	3,0	72	300
Anone (Cherimoya), frisch	100	0,3	0	1,0	63	264
Apfel, frisch, geschält	100	0,4	0	2,3	52	219
▪ getrocknet	100	1,6	0	11,4	264	1103
▪ ungeschält	100	0,6	0	3,0	50	209
Apfelmus, gezuckert	100	0,2	0	2,0	80	332
▪ ungezuckert	100	0,2	0	2,0	64	268
▪ *Diät-, mit Süßstoff, im Glas	100	0,2	0	2,0	48	204
Aprikosen, frisch	100	0,2	0	2,0	47	197
▪ getrocknet	100	0,5	0	8,0	257	1073
▪ in der Dose, gesüßt	100	0,1	0	2,0	71	298
▪ *Diät-, mit Süßstoff, im Glas	100	0,1	0	2,0	32	136
Avocado, frisch	100	23,5	0	3,3	223	932
Banane, frisch	100	0,2	0	2,0	81	340
▪ getrocknet	100	0,8	0	12,0	326	1362
Birne, frisch	100	0,4	0	2,8	46	193
▪ getrocknet	100	1,8	0	13,5	213	890
▪ in der Dose, gesüßt	100	0,2	0	2,0	76	318
▪ *Diät-, mit Süßstoff, im Glas	100	0,2	0	2,0	32	136
Brombeeren, frisch	100	1,0	0	3,2	49	205
▪ in der Dose, gesüßt	100	0,5	0	2,5	88	369
▪ *Diät-, mit Süßstoff, im Glas	100	0,5	0	2,5	32	136
Cherimoya (Anone), frisch	100	0,3	0	1,0	63	264
Datteln, frisch	100	0,3	0	–	134	562
▪ getrocknet	100	0,5	0	9,2	273	1143
Erdbeeren, frisch	100	0,5	0	2,0	33	138
▪ in der Dose, gesüßt	100	0,2	0	1,0	77	321
▪ in der Dose, ungesüßt	100	0,1	0	1,0	23	94
▪ *Diät-, mit Süßstoff, im Glas	100	0,1	0	1,0	28	119

* = weniger Kalorien/weniger Zucker   – = es liegen keine Daten vor
0 = nicht enthalten

Lebensmittel (verzehrbarer Anteil)	Portionsgröße	Fett	Cholesterin	Ballaststoffe	Kilokalorien	Kilojoule
	g/ml	g	mg	g	kcal	kJ
Feigen, frisch	100	0,4	0	3,0	60	253
▪ getrocknet	100	1,3	0	9,6	243	1018
▪ kandiert	100	0,2	0	6,0	296	1238
Grapefruit, frisch	100	0,2	0	0,6	43	182
Guave, frisch	100	0,5	0	8,5	35	146
▪ in der Dose, mit Sirup	100	0,3	0	4,0	65	273
Hagebutten, frisch	100	0,4	0	6,0	92	383
▪ Fleisch und Schale	100	0,7	0	4,0	89	373
Heidelbeeren, frisch	100	0,6	0	4,9	87	362
▪ in der Dose, gesüßt	100	0,5	0	3,0	81	340
▪ in der Dose, ungesüßt	100	0,3	0	4,0	39	164
▪ *Diät-, mit Süßstoff, im Glas	100	0,3	0	4,0	32	136
Himbeeren, frisch	100	0,4	0	4,7	32	136
▪ in der Dose, gesüßt	100	0,3	0	4,0	76	318
▪ in der Dose, ungesüßt	100	0,1	0	4,5	26	108
Holunderbeeren, frisch	100	0,5	0	4,0	45	188
Ingwerknolle, roh	100	0,8	0	1,1	61	256
▪ kandiert	100	+	0	0,4	260	1091
Johannisbeeren, frisch, rot	100	0,2	0	3,5	38	159
▪ schwarz	100	0,2	0	6,8	49	205
▪ weiß	100	0,2	0	3,0	40	169
Kaki, frisch	100	0,3	0	1,6	71	298
Kaktusfeigen, frisch	100	0,7	0	–	58	241
Karambole	100	+	0	3,0	20	84
Kirschen, frisch, süß	100	0,4	0	1,9	59	247
▪ sauer	100	0,4	0	1,1	50	209
▪ im Glas, gesüßt	100	0,2	0	0,6	83	347
▪ *Diät-, mit Süßstoff, im Glas	100	0,2	0	0,6	40	170
▪ Cocktailkirschen im Glas	100	0,1	0	0,6	271	1134
Kiwi, frisch	100	0,6	0	3,9	50	209
▪ in der Dose, gesüßt	100	0,6	0	3,0	92	385

* = weniger Kalorien/weniger Zucker   + = in Spuren enthalten
– = es liegen keine Daten vor   0 = nicht enthalten

Lebensmittel (verzehrbarer Anteil)	Portionsgröße	Fett	Cholesterin	Ballaststoffe	Kilokalorien	Kilojoule
	g/ml	g	mg	g	kcal	kJ
Korinthen, getrocknet	100	0,6	0	5,0	259	1085
Kumquat	100	0,3	0	3,7	64	267
Litschi, frisch	100	0,1	0	1,5	58	248
= in der Dose	100	0,1	0	0,7	68	290
Loganbeeren, frisch	100	+	0	6,0	18	75
= in der Dose	100	+	0	3,0	107	449
Mandarine, frisch	100	0,2	0	2,0	45	188
= *Diät-, mit Süßstoff, im Glas	100	0,1	0	1,0	28	119
Mango, frisch	100	0,3	0	1,7	56	234
= in der Dose, gesüßt	100	0,1	0	1,0	82	345
Mangostane	100	0,8	0	1,0	80	330
Maracuja (Passionsfrucht)	100	0,4	0	1,5	66	278
Maulbeeren, frisch	100	0,4	0	2,0	38	159
Melone						
= Honigmelone	100	0,1	0	1,0	53	222
= Netzmelone	100	0,1	0	1,0	25	105
= Wassermelone	100	0,2	0	0,2	35	146
Mirabellen, frisch	100	0,2	0	2,4	67	279
= *Diät-, mit Süßstoff, im Glas	100	0,1	0	1,3	40	170
Mispeln, frisch	100	0,1	0	10,0	44	186
Moosbeeren, frisch	100	0,7	0	2,0	39	164
Nektarine, frisch	100	+	0	2,0	53	223
Orange, frisch	100	0,2	0	2,2	43	180
Papaya, frisch	100	0,1	0	1,9	13	54
= in der Dose, gesüßt	100	+	0	1,0	63	264
Passionsfrucht (Maracuja), frisch	100	0,4	0	1,4	66	278
Pfirsich, frisch	100	0,1	0	1,7	39	164
= getrocknet	100	0,7	0	4,7	278	1161
= in der Dose, gesüßt	100	0,1	0	1,1	69	289
= *Diät-, mit Süßstoff, im Glas	100	0,1	0	1,1	32	136
Pflaumen, frisch	100	0,1	0	1,7	51	213
= getrocknet	100	0,6	0	9,0	236	988

* = weniger Kalorien/weniger Zucker   + = in Spuren enthalten   0 = nicht enthalten

Lebensmittel (verzehrbarer Anteil)	Portions-größe	Fett	Choles-terin	Ballast-stoffe	Kilo-kalorien	Kilojoule
	g/ml	g	mg	g	kcal	kJ
▪ in der Dose, gesüßt	100	0,1	0	1,5	71	297
▪ *Diät-, mit Süßstoff, im Glas	100	0,1	0	1,5	40	170
Preiselbeeren, frisch	100	0,6	0	2,5	30	125
▪ in der Dose, gesüßt	100	0,3	0	2,1	182	763
▪ *Diät-, mit Süßstoff, im Glas	100	0,3	0	2,1	90	377
Quitten, frisch	100	0,3	0	6,0	38	159
Renekloden, frisch	100	0,1	0	3,0	57	239
Rosinen, getrocknet	100	0,6	0	5,4	281	1174
Sanddornbeeren, frisch	100	7,1	0	3,0	90	377
▪ Sanddornmark	100	2,0	0	–	80	336
Stachelbeeren, frisch	100	0,2	0	3,0	47	195
▪ in der Dose, gesüßt	100	0,1	0	2,5	90	377
▪ *Diät-, mit Süßstoff, im Glas	100	0,1	0	2,5	24	100
Sultaninen, getrocknet	100	0,5	0	5,4	285	1192
Tamarillo	100	0,8	0	1,5	59	247
Weintrauben, frisch	100	0,3	0	1,6	73	306
▪ getrocknet (Rosinen)	100	0,5	0	5,6	267	1118
Zitrone, frisch	100	0,5	0	0,3	40	167
Gemüse						
Artischocke, roh	100	0,1	0	2,0	49	203
▪ Artischockenböden in der Dose	100	0,1	0	3,2	59	250
▪ Artischockenherzen in der Dose	100	0,1	0	3,2	60	253
Aubergine, roh	100	0,2	0	1,4	21	87
Bambussprossen, roh	100	0,3	0	1,7	17	71
Batate (Süßkartoffel), roh	100	0,6	0	8,0	96	401
Blattsellerie, roh	100	0,2	0	2,0	23	97
Bleichsellerie (Staudensellerie), roh	100	0,2	0	3,6	12	50
Blumenkohl, roh	100	0,3	0	2,9	23	97
Bohnen, grün, roh	100	0,2	0	3,0	35	147
▪ in der Dose	100	0,1	0	1,0	23	97
Braunkohl (Grünkohl), roh	100	0,9	0	4,2	33	137

* = weniger Kalorien/weniger Zucker   – = es liegen keine Daten vor
0 = nicht enthalten

Lebensmittel (verzehrbarer Anteil)	Portions-größe	Fett	Choles-terin	Ballast-stoffe	Kilo-kalorien	Kilojoule
	g/ml	g	mg	g	kcal	kJ
Brokkoli, roh	100	0,2	0	3,0	24	100
Brunnenkresse, roh	100	0,3	0	1,0	21	87
Chicorée, roh	100	0,2	0	1,3	11	46
Chinakohl, roh	100	0,3	0	1,7	11	46
Eisbergsalat	100	0,3	0	1,8	13	54
Endivien, roh	100	0,2	0	1,5	12	50
Erbsen, grün, roh	100	0,4	0	5,2	69	289
= in der Dose	100	0,4	0	4,0	56	234
Feldsalat	100	0,4	0	1,8	12	50
Fenchel, roh	100	0,3	0	3,3	36	149
Frühlingszwiebeln, roh	100	0,3	0	3,0	40	175
Gartenkresse, roh	100	1,4	0	1,7	39	164
Gelbe Rüben, roh	100	0,2	0	3,5	37	157
Grüner Pfeffer, roh	100	0,4	0	1,0	16	67
= im Glas	100	0,4	0	1,0	14	59
Grünkohl (Braunkohl), roh	100	0,9	0	4,2	33	137
Gurke, roh	100	0,2	0	0,9	13	54
Ingwerknolle, roh	100	0,8	0	1,1	61	256
Karotten (Möhren), roh	100	0,2	0	2,9	27	113
= in der Dose	100	+	0	2,4	16	67
Kartoffeln, roh	100	0,1	0	1,9	71	297
Knoblauch, roh	100	0,1	0	1,5	135	566
Knollensellerie, roh	100	0,3	0	4,2	22	92
Kohlrabi, roh	100	0,1	0	1,5	25	105
Kohlrübe, roh	100	0,2	0	2,7	35	147
Kopfsalat	100	0,2	0	1,5	10	42
Kürbis, roh	100	0,1	0	5,0	25	105
Lauch (Porree), Blätter, roh	100	0,4	0	2,2	24	100
= Knolle, roh	100	0,3	0	3,0	26	110
Löwenzahnblätter, roh	100	0,6	0	2,0	45	187
Mais/Zuckermais, roh	100	1,2	0	4,0	90	377
= in der Dose	100	1,5	0	2,0	110	461

+ = in Spuren enthalten   0 = nicht enthalten

Lebensmittel (verzehrbarer Anteil)	Portions- größe	Fett	Choles- terin	Ballast- stoffe	Kilo- kalorien	Kilojoule
	g/ml	g	mg	g	kcal	kJ
Mangold, roh	100	0,3	0	2,0	23	97
Meerrettich, roh	100	0,3	0	3,6	61	256
Möhren (Karotten), roh	100	0,2	0	2,9	27	113
▪ getrocknet	100	1,4	0	27,0	204	853
▪ in der Dose	100	0,3	0	4,0	30	125
Okra, roh	100	0,1	0	5,0	15	62
Paksoi, roh	100	0,1	0	1,5	10	42
Paprikafrüchte (grün, gelb), roh	100	0,3	0	2,0	20	84
Pastinake, roh	100	0,4	0	11,6	22	92
Petersilienblätter, roh	100	0,4	0	4,3	60	253
▪ Wurzeln, roh	100	0,5	0	4,0	31	130
Porree (Lauch), Blätter, roh	100	0,4	0	2,2	24	100
▪ Knolle, roh	100	0,3	0	3,0	26	110
Portulak, roh	100	0,3	0	2,0	15	62
Radieschen, roh	100	0,1	0	1,5	13	55
Rettich, roh	100	0,2	0	1,2	10	42
Rhabarber, roh	100	0,1	0	3,2	11	46
▪ *Diät-, mit Süßstoff, im Glas	100	0,1	0	2,0	11	46
Rosenkohl, roh	100	0,3	0	4,4	38	160
Rote Rübe (Bete), roh	100	0,1	0	2,5	41	173
▪ in der Dose	100	0,1	0	2,0	25	105
Rotkohl, roh	100	0,2	0	2,5	21	87
Sauerampfer, roh	100	0,4	0	3,0	23	97
Schnittlauch, roh	100	0,7	0	6,0	38	160
Schwarzwurzel, roh	100	0,4	0	8,0	14	59
Spargel, roh	100	0,1	0	1,4	6	23
▪ in der Dose	100	0,1	0	1,5	13	55
Spinat, roh	100	0,3	0	2,3	18	75
▪ in der Dose	100	0,3	0	2,3	13	55
Staudensellerie (Bleichsellerie), roh	100	0,2	0	3,6	12	50
Süßkartoffel (Batate), roh	100	0,6	0	8,0	96	401
Tomate, roh	100	0,2	0	1,3	17	71

* = weniger Kalorien/weniger Zucker 0 = nicht enthalten

Lebensmittel (verzehrbarer Anteil)	Portionsgröße	Fett	Cholesterin	Ballaststoffe	Kilokalorien	Kilojoule
	g/ml	g	mg	g	kcal	kJ
▪ in der Dose	100	0,2	0	1,0	21	87
▪ Mark, gesalzen	100	0,5	0	0,5	50	208
Topinambur, roh	100	0,4	0	13,0	29	122
Wasserkastanien	100	0,1	0	4,0	80	335
Wegerich, roh	100	0,2	0	6,0	119	498
Weiße Rübe, roh	100	0,2	0	3,0	16	67
Weißkohl, roh	100	0,2	0	3,0	22	92
▪ getrocknet	100	1,5	0	41,0	219	917
Wirsing, roh	100	0,4	0	2,8	32	134
Zucchini, roh	100	0,4	0	1,1	19	79
Zuckererbsen, Schoten, roh	100	0,2	0	2,5	68	285
Zwiebeln, roh	100	0,3	0	1,4	33	137
Gemüse, sauer konserviert						
Ananas-Weinkraut	100	0	0	2,0	40	168
Blaukraut (Rotkohl)	100	0	0	1,2	44	185
▪ *Diät-, mit Süßstoff	100	0	0	1,2	24	100
Bohnensalat	100	0	0	–	30	125
Buntes Gartengemüse	100	0	0	2,0	55	231
Burgunder-Weinkraut	100	0	0	2,2	25	205
Cornichons	100	0	0	0,4	23	97
▪ *Diät-, mit Süßstoff	100	0	0	0,4	10	42
Gurken						
▪ Gewürzgurken	100	0	0	0,4	16	67
▪ Salz-Dill-Gurken	100	0	0	0,4	8	34
▪ Senfgurken	100	0	0	0,4	25	105
▪ *Diät-, mit Süßstoff	100	0	0	0,4	10	42
Karottensalat	100	0	0	1,7	51	214
▪ *Diät-, mit Süßstoff	100	0	0	1,7	20	86
Kürbis	100	0	0	0,7	82	344
▪ *Diät-, mit Süßstoff	100	0	0	0,7	12	50
Maiskölbchen	100	0	0	2,0	41	173

* = weniger Kalorien/weniger Zucker – = es liegen keine Daten vor
0 = nicht enthalten

80

Lebensmittel (verzehrbarer Anteil)	Portionsgröße g/ml	Fett g	Cholesterin mg	Ballaststoffe g	Kilokalorien kcal	Kilojoule kJ
Mixed Pickles	100	0	0	0,2	31	130
Oliven, grün, mariniert	100	13,3	0	4,0	131	549
▪ schwarz, »griechische Art«	100	35,8	0	–	351	1467
Paprikasalat	100	0	0	1,0	32	134
Peperoni	100	0	0	–	40	166
Pusztasalat	100	0	0	–	29	123
Rote Bete	100	0	0	2,2	62	263
▪ *Diät-, mit Süßstoff	100	0	0	2,2	25	105
Rotkohl (Blaukraut)	100	0	0	1,2	44	185
▪ *Diät-, mit Süßstoff	100	0	0	1,2	27	113
Sauerkraut, abgetropft	100	0	0	2,2	16	67
Selleriesalat	100	0	0	2,1	25	105
▪ *Diät-, mit Süßstoff	100	0	0	2,1	16	70
Serbischer Bohnensalat	100	1,0	0	–	96	409
Silberzwiebeln	100	0	0	–	34	144
Tomatenpaprika	100	0	0	1,0	25	105
▪ *Diät-, mit Süßstoff	100	0	0	1,0	18	76
Wachsbohnensalat	100	0	0	1,6	30	126
Weinkraut	100	0	0	2,2	26	109
Weißkrautsalat	100	1,0	0	2,2	32	134
Wirsing	100	0	0	1,5	26	109
Gemüsezubereitungen, tiefgefroren						
Balkangemüse	100	1,0	–	–	85	361
Brokkoli-Blumenkohl-Gratin	100	5,0	–	–	97	406
Buttergemüse	100	6,0	–	–	106	449
Butter-Leipziger-Allerlei	100	7,0	–	–	115	487
Crème-fraîche-Gemüse						
▪ Blattspinat	100	8,5	–	–	115	481
▪ Blumenkohl-Brokkoli	100	6,5	–	–	101	422
▪ Bunte Mischung	100	7,0	–	–	117	491

* = weniger Kalorien/weniger Zucker – = es liegen keine Daten vor
0 = nicht enthalten

Lebensmittel (verzehrbarer Anteil)	Portionsgröße	Fett	Cholesterin	Ballaststoffe	Kilokalorien	Kilojoule
	g/ml	g	mg	g	kcal	kJ
▪ Champignons	100	6,0	–	–	86	361
▪ Kohlrabi	100	6,5	–	–	99	414
▪ Zuckererbsen und Babykarotten	100	8,0	–	–	116	491
Gemüsepfanne						
▪ Gärtnerin	100	2,5	–	–	73	305
▪ Shanghai	100	1,7	–	–	58	243
▪ Toscana	100	2,5	–	–	55	229
Gemüse plus						
▪ Naturreis und Cashew	100	3,9	–	–	112	471
▪ Patna und Wildreis	100	0	0	–	80	340
Pfannengemüse						
▪ Bauern-Art	100	5,3	–	–	114	483
▪ Chinesisch	100	6,0	–	–	102	432
▪ Französisch	100	5,0	–	–	101	428
▪ Indisches Tandoori	100	3,9	–	–	73	305
▪ Italienisch	100	3,3	–	–	61	256
Rahmgemüse						
▪ Blumenkohl	100	7,0	–	–	99	412
▪ Dicke Bohnen	100	8,0	–	–	120	504
▪ Karotten	100	7,2	–	–	99	490
▪ Kohlrabi	100	7,0	–	–	95	402
▪ Porree	100	4,0	–	–	64	267
▪ Rosenkohl	100	8,0	–	–	127	533
▪ Spinat	100	3,0	–	–	59	247
▪ Wirsing	100	4,0	–	–	76	322
Ratatouille	100	5,0	–	–	65	275
Suppengemüse mit Brühe	100	4,0	–	–	52	220
Vivactiv-Gemüse						
▪ ACE-Ernte	100	4,9	–	–	65	268
▪ ACE-Garten	100	4,5	–	–	68	282
▪ Asia-Gemüse	100	0,4	0	–	27	115

– = es liegen keine Daten vor   0 = nicht enthalten

Lebensmittel (verzehrbarer Anteil)	Portionsgröße	Fett	Cholesterin	Ballaststoffe	Kilokalorien	Kilojoule
	g/ml	g	mg	g	kcal	kJ
▪ Asiatischer Sojabohnen-Mix	100	3,4	0	–	81	342
▪ Balance	100	6,1	–	–	88	365
▪ Balkan-Gemüse	100	0,5	0	–	51	217
▪ Ballaststoff	100	9,3	–	–	149	621
▪ Blattspinat	100	0,1	0	–	15	63
▪ Garten-Gemüse	100	0,5	0	–	39	165
▪ Königs-Gemüse	100	0,8	0	–	31	130
▪ Sojabohnen pur & knackig	100	6,3	0	–	150	630
Kartoffelerzeugnisse, backfertig (TK)						
Frites	100	6,0	–	2,0	210	885
▪ Chef-Frites	100	7,0	–	2,0	218	913
▪ Golden-Longs	100	9,0	–	2,0	262	1100
▪ Hot Banditos	100	9,5	–	2,0	220	922
Kartoffel-Mandelbällchen	100	11,1	–	1,3	241	1014
▪ Kroketten	100	7,0	–	1,3	197	824
▪ Puffer	100	12,5	–	1,8	221	926
▪ Rösti	100	8,5	–	2,0	185	774
PizzPockets						
▪ Salami	100	10,5	–	–	251	1054
▪ Schinken	100	9,0	–	–	231	970
▪ Supercheese	100	11,0	–	–	257	1080
pfannenfertig (Frischepack)*						
Bauernfrühstück	250	23,0	105	4,0	351	1465
Bratkartoffeln	200	11,0	0	4,0	240	1005
Bunte Pfanne	250	15,0	12	6,0	278	1160
Kartoffel-Gratin »Classic«	200	6,0	–	–	161	675
Kartoffel-Schmarrn	122	10,0	293	6,1	466	1965
Kartoffel-Schupfnudeln	163	6,0	179	9,8	565	2385
Rösti	200	8,0	–	4,0	211	885
Rösti mit Käse und Speck	250	15,0	25	5,0	315	1319

– = es liegen keine Daten vor   0 = nicht enthalten   * Pfanni

Lebensmittel (verzehrbarer Anteil)	Portionsgröße	Fett	Cholesterin	Ballaststoffe	Kilokalorien	Kilojoule
	g/ml	g	mg	g	kcal	kJ
kochfertig (Kochbeutel)*						
Knödel						
▪ Knödel halb und halb	200	1,0	0	2,6	215	900
▪ Semmelknödel	200	7,0	42	2,7	260	1095
▪ Speckknödel	200	12,0	29	1,3	227	960
Rohe Klöße	200	1,0	0	3,4	215	900
Trockenprodukte, zubereitet						
Bayerische Knödel	180	0,2	0	3,0	169	720
Flockenpüree	200	1,5	6	1,9	130	550
Kartoffelbrei	200	3,0	10	1,6	112	476
Kartoffelklöße*						
▪ Gekochte Klöße	180	0,4	0	2,7	180	763
▪ Halb und halb Klöße	180	0,2	0	2,3	175	742
▪ Rohe Klöße	180	0,1	0	2,0	178	756
Kartoffelkroketten	150	11,4	0	1,4	213	890
Kartoffelpuffer	225	13,0	0	1,6	207	868
Kartoffelteig	135	22,0	218	–	615	2580
Knödel*, halb und halb	180	0,2	0	2,1	165	705
Pilze						
Austernpilze	100	0,3	0	2,0	31	130
Birkenpilz	100	0,6	0	2,0	20	84
Butterpilz	100	0,4	0	2,0	25	105
Champignon (Zuchtchampignon)	100	0,3	0	1,9	15	62
▪ in der Dose	100	0,3	0	2,0	12	51
Hallimasch	100	0,7	0	2,0	37	154
Morchel (Speisemorchel)	100	0,3	0	2,0	31	130
Mu Err, getrocknet	100	–	0	–	25	105
Pfifferling	100	0,5	0	2,0	23	96
▪ getrocknet	100	2,2	0	18,0	261	1094
▪ in der Dose	100	0,7	0	2,0	33	138
Reizker	100	0,7	0	3,0	27	112
Rotkappe	100	0,8	0	2,0	25	105

– = es liegen keine Daten vor   0 = nicht enthalten   * Pfanni

Lebensmittel (verzehrbarer Anteil)	Portionsgröße	Fett	Cholesterin	Ballaststoffe	Kilokalorien	Kilojoule
	g/ml	g	mg	g	kcal	kJ
Shiitake	100	0,3	0	2,0	40	168
Steinpilz	100	0,4	0	2,0	34	142
▪ getrocknet	100	3,2	0	16,0	282	1180
Trüffel	100	0,5	0	16,0	56	235

Alkoholfreie Getränke

Fruchtsäfte, 100 % Saft						
Acerolasaft	100	0,3	0	+	22	92
Ananassaft, ungesüßt	100	+	0	+	56	235
Apfelsaft, klar	100	+	0	0	47	197
Birnensaft, klar	100	+	0	0	43	180
Granatapfelsaft	100	+	0	+	47	197
Grapefruitsaft, ungesüßt	100	+	0	+	39	164
▪ gesüßt	100	+	0	+	58	241
Multivitaminsaft	100	+	0	+	53	226
Orangensaft, frisch gepresst	100	0,2	0	+	47	197
▪ ungesüßt, Handelsware	100	0,2	0	+	49	205
▪ Konzentrat (TK)	100	1,3	0	–	239	998
Quittensaft, gesüßt	100	+	0	+	65	270
Sanddornsaft	100	2,3	0	–	44	184
Traubensaft, weiß	100	+	0	0	65	274
▪ rot	100	+	0	0	60	251
Zitronensaft	100	0,2	0	+	35	147
Fruchtnektare, 25–50 % Fruchtgehalt						
Ananasnektar	100	+	0	+	48	201
Apfelnektar	100	+	0	0	47	197
▪ *Diät-Apfelnektar	100	+	0	0	29	124
Aprikosennektar	100	+	0	+	61	255
▪ *Diät-Aprikosennektar	100	+	0	+	30	128
Birnennektar	100	+	0	0,5	55	228
▪ *Diät-Birnennektar	100	+	0	+	21	88

* = weniger Kalorien/weniger Zucker + = in Spuren enthalten
– = es liegen keine Daten vor 0 = nicht enthalten

Lebensmittel (verzehrbarer Anteil)	Portionsgröße	Fett	Cholesterin	Ballaststoffe	Kilokalorien	Kilojoule
	g/ml	g	mg	g	kcal	kJ
Brombeernektar	100	+	0	0	58	248
▪ *Diät-Brombeernektar	100	+	0	0	16	69
Grapefruitnektar	100	+	0	+	45	192
▪ *Diät-Grapefruitnektar	100	+	0	+	20	84
Guavennektar	100	+	0	+	52	220
Hagebuttennektar	100	+	0	0	49	205
Heidelbeernektar	100	+	0	0	54	232
Johannisbeernektar, rot	100	+	0	0	59	250
▪ schwarz	100	+	0	0	61	255
▪ *Diät-Schwarzer-Johnnisbeer-Nektar	100	+	0	0	21	88
Multivitaminnektar	100	+	0	+	48	201
▪ *Diät-Multivitaminnektar	100	+	0	+	24	101
Orange-Maracuja-Nektar	100	+	0	+	42	176
▪ *Diät-Orange-Maracuja-Nektar	100	+	0	+	20	84
Orangennektar	100	+	0	+	43	180
▪ *Diät-Orangennektar	100	+	0	+	21	88
Pfirsichnektar	100	+	0	+	60	251
Pflaumennektar	100	+	0	+	71	301
Sauerkirschnektar	100	+	0	0	57	240
▪ *Diät-Sauerkirschnektar	100	+	0	0	27	114
Erfrischungsgetränke						
Bitter Lemon	100	0	0	0	49	205
▪ *Bitter Lemon »light«	100	0	0	0	12	50
Cola	100	0	0	0	44	184
Cola »light«	100	0	0	0	0,5	2
Cola-Mix	100	0	0	0	42	176
▪ *Cola-Mix »light«	100	0	0	0	1	4
Eistee	100	0	0	0	30	126
▪ *Eistee »light«	100	0	0	0	4	17
Fanta	100	0	0	0	42	176
▪ *Fanta »light«	100	0	0	0	3	12
Ginger Ale	100	0	0	0	35	147

* = weniger Kalorien/weniger Zucker + = in Spuren enthalten 0 = nicht enthalten

Lebensmittel (verzehrbarer Anteil)	Portionsgröße	Fett	Cholesterin	Ballaststoffe	Kilokalorien	Kilojoule
	g/ml	g	mg	g	kcal	kJ
*Ginger Ale »light«	100	0	0	0	11	46
Grapefruitsaftlimonade	100	0	0	0	40	168
*deit Grapefruit	100	0	0	0	3	12
Isostar	100	0	0	0	31	126
*deit sport ISO	100	0	0	0	18	74
Orangensaftlimonade	100	0	0	0	40	168
*deit Orange	100	0	0	0	2	9
*Red Bull, zuckerfrei	100	0	0	0	8	33
Sprite	100	0	0	0	41	172
*Sprite »light«	100	0	0	0	1	4
Tonic Water	100	0	0	0	37	155
*Tonic Water »light«	100	0	0	0	11	46
Zitronenlimonade, klar	100	0	0	0	32	134
*deit Citro	100	0	0	0	3	12
Zitronensaftlimonade	100	0	0	0	47	197
*deit Zitrone	100	0	0	0	2	9
Gemüsesäfte						
Apfel-Sellerie-Saft	100	+	0	+	27	114
Gemüsesaft	100	+	0	+	15	63
Karottentrunk	100	+	0	+	34	143
Möhrensaft	100	+	0	+	31	130
Paprikatrunk	100	+	0	+	19	81
Rhabarbertrunk	100	+	0	+	53	226
Rote-Bete-Saft	100	+	0	+	40	168
Sauerkrautsaft	100	+	0	+	12	50
Selleriesaft	100	+	0	+	32	135
Spinatsaft	100	+	0	+	10	42
Tomatensaft	100	+	0	+	15	63
Sirupe						
Ahornsirup	100	0	0	0	269	1229
Himbeersirup	100	0	0	0	274	1146
Ingwersirup	100	0	0	0	275	1141

* = weniger Kalorien/weniger Zucker + = in Spuren enthalten 0 = nicht enthalten

Lebensmittel (verzehrbarer Anteil)	Portionsgröße g/ml	Fett g	Cholesterin mg	Ballaststoffe g	Kilokalorien kcal	Kilojoule kJ

Alkoholische Getränke

Bier

Lebensmittel	g/ml	g	mg	g	kcal	kJ
*alkoholfreies Bier (0,04°–0,6°)	100	0	0	0	21	88
Alt (5°)	100	0	0	0	43	180
Bock, hell (7°)	100	0	0	0	62	259
Doppelbock, dunkel (8°)	100	0	0	0	69	289
Einfachbier (1°–2°)	100	0	0	0	10	42
Export, hell (5°)	100	0	0	0	47	197
Kölsch (5°)	100	0	0	0	42	176
Lagerbier (Vollbier), hell (5°)	100	0	0	0	43	180
Malzbier/Malztrunk (0,04°–0,6°)	100	0	0	0	48	201
Pilsener Lagerbier (5°)	100	0	0	0	43	180
= *Diät-Pils (5°)	100	0	0	0	31	130
Vollbier (Lagerbier), hell (5°)	100	0	0	0	43	180
= *Bier »leicht« (2,5°–3,0°)	100	0	0	0	28	117
Weißbier (5°)	100	0	0	0	47	197
= *Weißbier »leicht« (2,5°–3°)	100	0	0	0	23	96
Weizenvollbier (5°)	100	0	0	0	46	193
Wein, Sekt						
Apfelwein (5°)	100	0	0	0	37	155
Dessertwein i. D.	100	0	0	0	160	670
Johannisbeerwein (8°–10°)	100	0	0	0	74	311
Madeira	100	0	0	0	171	714
Marsala	100	0	0	0	100	420
Portwein	100	0	0	0	166	695
Reiswein	100	0	0	0	120	500
Rotwein, Qualitätswein (10°–12°)	100	0	0	0	74	311
= alkoholfrei	100	0	0	0	26	109
Sekt (11°–12°), trocken	100	0	0	0	82	346
= halbtrocken	100	0	0	0	90	377

* = weniger Kalorien 0 = nicht enthalten
Alkoholgehalt ausgedrückt in Volumenprozent (x°)

Lebensmittel (verzehrbarer Anteil)	Portionsgröße	Fett	Cholesterin	Ballaststoffe	Kilokalorien	Kilojoule
	g/ml	g	mg	g	kcal	kJ
▪ süß	100	0	0	0	110	460
▪ *Light Line (1,8°)	100	0	0	0	34	146
Sherry, trocken	100	0	0	0	120	500
▪ süß	100	0	0	0	140	580
Tokayer	100	0	0	0	160	670
Weißwein, Qualitätswein (10°–12°)	100	0	0	0	79	332
▪ Tafelwein (9°–10°)	100	0	0	0	65	273
▪ alkoholfrei	100	0	0	0	26	109
Wermut (18°), trocken	100	0	0	0	114	478
▪ süß	100	0	0	0	190	798
Likör						
Eierlikör (20°)	100	4,6	150	0	271	1133
Fruchtlikör i. D. (30°)	100	0	0	0	325	1360
Grand Marnier (40°)	100	0	0	0	370	1554
Kümmellikör (30°)	100	0	0	0	300	1250
Spirituosen						
Campari (25°)	100	0	0	0	150	628
Cognac (40°)	100	0	0	0	235	987
Gin (40°)	100	0	0	0	235	987
Korn (30°)	100	0	0	0	178	749
Obstbranntwein (45°)	100	0	0	0	248	1038
Ouzo (38°)	100	0	0	0	200	840
Rum (54°)	100	0	0	0	302	1270
▪ (40°)	100	0	0	0	235	987
Weinbrand (38°)	100	0	0	0	215	903
Whisky (43°)	100	0	0	0	241	1014
Wodka (40°)	100	0	0	0	235	987
Zwetschgenwasser (40°)	100	0	0	0	225	945
Weinhaltige Getränke						
Bowle, Erdbeer-	200	0	0	+	200	840
▪ Feuerzangen-	200	0	0	0	320	1345

* = weniger Kalorien   + = in Spuren enthalten   0 = nicht enthalten
Alkoholgehalt ausgedrückt in Volumenprozent (x°)

Lebensmittel (verzehrbarer Anteil)	Portionsgröße g/ml	Fett g	Cholesterin mg	Ballaststoffe g	Kilokalorien kcal	Kilojoule kJ
▪ Mai-	200	0	0	0	150	630
Glühwein	200	0	0	0	180	755
Kalte Ente	200	0	0	0	180	755
Kullerpfirsich	200	0	0	+	200	840
Punsch mit Rotwein	200	0	0	0	285	1190
Sangria	200	0	0	+	200	840
Mixgetränke						
Cola-Rum	200	0	0	0	140	588
Daiquiri	200	0	0	0	170	714
Egg-Nogg	200	–	–	0	280	1175
Gin-Fizz	200	0	0	0	140	588
Gin-Tonic	200	0	0	0	170	714
Sekt mit Orangensaft	200	0	0	0	150	630
Tom Collins	200	0	0	0	110	460
White Lady	200	0	0	0	190	795
Whisky sour	200	0	0	0	210	880

Süßwaren, Süßspeisen

Süße Brotaufstriche						
Apfeldicksaft (Apfelkraut)	100	1,9	0	11,6	245	1026
Bienenhonig i. D.	100	0	0	0	325	1360
Birnendicksaft (Birnenkraut)	100	1,3	0	10,5	282	1199
Fruchtgelees i. D.	100	+	0	1,9	253	1075
Konfitüre i. D.	100	+	0	3,0	266	1119
▪ *Konfitüre, kalorienreduziert i. D.	100	+	0	–	150	628
▪ *Diät-Konfitüre mit Fruchtzucker i. D.	100	0	0	–	170	720
▪ *Diät-Konfitüre mit Süßstoff i. D.	100	0	0	–	110	468
*Nussenia ohne Zucker	100	36,0	0	–	468	1960

* = weniger Kalorien/weniger Zucker + = in Spuren enthalten
– = es liegen keine Daten vor 0 = nicht enthalten

Lebensmittel (verzehrbarer Anteil)	Portionsgröße	Fett	Cholesterin	Ballaststoffe	Kilokalorien	Kilojoule
	g/ml	g	mg	g	kcal	kJ
Nutella	100	30,0	0	–	520	2184
Pflaumenmus	100	0	0	3,1	233	990
Zuckerrübensirup (Melasse)	100	0	0	0	256	1085
Süßmittel						
Zucker	100	0	0	0	400	1680
▪ *Diabetikersüße (Sorbit)	100	0	0	0	240	1008
▪ *Leichte Süße	100	0	0	0	397	1667
1 Teelöffel (3 g süßen wie 6 g Zucker)	3	0	0	0	12	50
▪ *Streusüße	100	0	0	0	400	1680
1 Teelöffel (0,5 g süßen wie 5 g Zucker)	0,5	0	0	0	2	8
▪ *Süßstoff, 1 Tablette (süßt wie 4–5 g Zucker)	1 Tbl.	0	0	0	0	0
Fruchtzucker	100	0	0	0	400	1680
▪ *Fruchtzucker-Streusüße	100	0	0	0	396	1663
1 Teelöffel (5 g süßen wie 10 g Zucker)	5	0	0	0	20	84
Gelierzucker	100	0	0	–	385	1617
*Gelierzucker, leicht	100	0	0	–	210	896
Süßigkeiten						
After Eight	1 St.	1,0	–	0	35	150
Balisto Corn-Mix	1 St.	5,7	–	–	112	471
Banjo	1 St.	7,2	–	–	114	478
Bonbons, Sahnekaramellen	100	5,0	13	0	390	1638
Bounty	1 St.	7,7	–	–	142	596
Canyon Schoko-Nuss	1 St.	10,1	–	–	177	743
Corny fruchtig	1 St.	2,3	–	3,0	95	398
Cracky Mountains	100	26,0	–	–	510	2142
Duplo	1 St.	6,5	–	–	108	453
Ferrero-Küsschen	1 St.	4,0	–	–	65	273

* = weniger Kalorien/weniger Zucker   – = es liegen keine Daten vor
0 = nicht enthalten

Lebensmittel (verzehrbarer Anteil)	Portions-größe	Fett	Choles-terin	Ballast-stoffe	Kilo-kalorien	Kilojoule
	g/ml	g	mg	g	kcal	kJ
Ferrero-Rocher	1 St.	4,1	–	–	59	247
Fruchtgummi	100	0	0	0	340	1423
Hanuta	1 St.	8,7	–	–	118	495
Kaugummi	1 St.	0	0	0	10	42
Kinderschokolade	100	35,0	–	0	540	2268
Lakritz-Konfekt	100	3,4	0	1,2	354	1481
Lübecker Herzen	100	30,0	–	–	494	2075
M&M's	1 Pkg.	9,6	–	–	227	953
▪ mit Erdnüssen	1 Pkg.	13,1	–	–	248	1038
Mars	1 St.	11,2	–	–	270	1130
Marshmallows	100	0	0	0	340	1423
Marzipan	100	25,0	0	3,2	453	1895
Milchschnitte	1 St.	8,1	–	–	137	575
Milky Way	1 St.	5,0	–	–	133	558
Mon Chérie	1 St.	2,2	–	–	50	210
Nougat	100	24,0	0	3,1	500	2092
Raider	1 St.	6,8	–	–	140	588
Schokokuss	1 St.	3,0	–	–	90	378
Schokolade, halbbitter	100	30,0	0	6,0	507	2122
▪ zartbitter	100	34,0	0	14,0	520	2165
Smarties	100	22,0	–	–	490	2050
Snickers	1 St.	15,9	0	–	296	1243
Studentenfutter	100	37,0	0	–	550	2310
Treets	1 Pkg.	12,6	–	–	231	970
Twix	1 St.	7,0	–	–	140	580
Vollmilchschokolade	100	30,0	2	3,0	526	2200
▪ mit Haselnüssen	100	36,5	1	3,0	556	2335
Weingummi	100	0	0	0	350	1460
Weiße Schokolade	100	31,0	–	–	540	2265
Süße Desserts, fertig oder aus Trockenprodukt (zubereitet)						
Aranca-Creme						
ohne Kochen i. D.	100	1,7	–	+	115	481

+ = in Spuren enthalten – = es liegen keine Daten vor 0 = nicht enthalten

Lebensmittel (verzehrbarer Anteil)	Portionsgröße	Fett	Cholesterin	Ballaststoffe	Kilokalorien	Kilojoule
	g/ml	g	mg	g	kcal	kJ
Bayrisch Creme	100	5,7	–	+	135	567
Buttermilch-Dessert mit Früchten	100	5,0	18	+	110	459
Cassiscreme	100	10,0	–	+	196	831
Frucht-Creme mit Sahne i. D.	100	5,4	20	+	113	474
Fruchtkaltschale (zubereitet mit Wasser)	100	0	0	+	57	242
Fruttina-Fruchtpudding (zubereitet mit Wasser) i. D.	100	0	0	+	84	357
Gala-Pudding i. D.	100	3,1	11	+	111	468
Galetta-Creme ohne Kochen i. D.	100	3,1	11	+	107	448
Götterspeise	100	0	0	+	64	273
▪ *natreen-Götterspeise	100	0	0	+	25	107
Grießbrei	100	3,4	13	0	112	469
Grießpudding	100	2,7	10	0	104	435
Joghurt-Dessert-Creme	100	4,5	17	0	121	505
Mandella-Pudding i. D.	100	3,5	12	+	116	489
Milchpudding						
▪ aus Vollmilch	100	3,1	11	0	111	466
▪ aus fettarmer Milch	100	1,2	5	0	96	404
▪ *natreen-Pudding i. D.	100	1,4	6	0	65	274
Milchreis i. D.	100	2,5	9	0,5	125	523
▪ mit Sahne i. D.	100	6,2	22	0,5	145	616
▪ *Milchreis »leicht« i. D.	100	0,8	3	0,5	71	295
Mokkacreme mit Sahne	100	5,4	20	0	120	502
Mousse au Chocolat	100	13,8	36	0	219	912
▪ *Diät-Mousse-au-Chocolat	100	7,6	20	0	141	590
▪ *natreen-Mousse-au-Chocolat	100	4,4	17	0	101	423
Mousse Bourbonvanille	100	8,8	36	0	171	714

* = weniger Kalorien/weniger Zucker + = in Spuren enthalten
– = es liegen keine Daten vor 0 = nicht enthalten

Lebensmittel (verzehrbarer Anteil)	Portions-größe	Fett	Choles-terin	Ballast-stoffe	Kilo-kalorien	Kilojoule
	g/ml	g	mg	g	kcal	kJ
Mousse Cappuccino	100	8,5	–	0	166	696
Nuss-Sahnedessert	100	9,5	35	+	162	677
Paradiescreme						
ohne Kochen i. D.	100	4,6	–	0	136	573
Rot-, Weißweincreme	100	4,2	16	0	125	523
▪ *Diät-Rotweincreme	100	2,2	8	0	72	301
Rot-, Weißweincreme mit						
Alkohol	100	9,6	–	0	204	856
Rote Grütze	100	0	0	1,5	124	519
▪ *natreen-Rote-Grütze	100	0	0	1,5	46	193
Schokocreme mit Sahne	100	5,8	21	0	134	560
▪ *Diät-Schokocreme						
mit Sahne	100	3,6	13	0	74	308
Schoko-Creme-Dessert	100	8,4	30	0	197	826
▪ *natreen-Schoko-						
Creme-Dessert	100	4,0	–	0	81	344
Schokopudding mit						
Vanillesauce	100	3,4	–	0	86	360
Schoko-Sahnedessert	100	9,5	35	0	162	677
Tiramisu	100	36,0	96	0	404	1690
▪ *Diät-Creme-Tiramisu	100	13,7	–	–	203	851
Traumcreme	100	8,0	12	0	178	748
Vanille-Creme-Dessert	100	9,6	34	0	189	789
▪ *natreen-Vanille-Creme-						
Dessert	100	4,0	–	0	82	346
Vanilleflammeri	100	2,0	24	+	54	226
Vanillepudding mit						
Himbeersauce	100	2,2	–	+	95	398
Vanillepudding mit Sahne	100	3,2	–	0	109	456
Vanille-Sahnedessert	100	9,5	35	0	162	677
Zitronencreme	100	6,0	88	+	144	603

* = weniger Kalorien/weniger Zucker + = in Spuren enthalten
– = es liegen keine Daten vor 0 = nicht enthalten

94

Lebensmittel (verzehrbarer Anteil)	Portionsgröße	Fett	Cholesterin	Ballaststoffe	Kilokalorien	Kilojoule
	g/ml	g	mg	g	kcal	kJ
= *natreen-Zitronen-Creme-Dessert	100	3,9	–	0	78	326
Dessertsaucen, fertig oder aus Trockenprodukt (zubereitet)						
Frucht-Dessertsaucen im Glas i. D.	100	0	0	–	220	935
Himbeersauce	100	0	0	–	89	373
Karamelsauce im Glas	100	8,0	0	0	315	1323
Sahne-Schokolade-Sauce im Glas	100	4,0	–	0	268	1134
Sahne-Vanille-Sauce im Glas	100	6,0	–	0	146	614
Schlagschaum	100	13,0	–	0	216	914
Schokoladensauce	100	4,1	–	0	106	444
Vanillesauce	100	3,1	–	0	94	400
= *natreen-Vanillesauce	100	1,5	–	0	54	227
Speiseeis						
Einfacheiskrem	100	3,3	12	–	136	569
= *Diät-Einfacheiskrem	100	3,3	12	–	84	349
Eiskrem	100	10,2	38	–	201	843
Fruchteis	100	0,3	6	–	80	336
= *Diät-Fruchteis	100	0,3	6	–	55	230
Fruchteiskrem	100	8,2	31	–	183	766
= *Diät-Fruchteiskrem	100	2,3	9	–	117	487
Joghurteis	100	3,0	11	–	146	609
Milchspeiseeis	100	3,0	12	–	137	575
Quarkeiskrem	100	8,3	–	–	195	820
Sahneeis	100	18,0	54	–	243	1015
Softeis, Frucht-	100	6,0	21	–	100	420
= Milch-	100	8,0	30	–	140	588
Sorbet, Frucht-	100	0,2	0	–	131	552
= Wein-	100	0,1	0	0	127	533
Vollwerteis Carobe	100	12,3	–	–	198	831
= Fruchtjoghurt	100	4,9	–	–	160	679
= Honig-Zimt	100	13,2	–	–	204	859

* = weniger Kalorien/weniger Zucker – = es liegen keine Daten vor
0 = nicht enthalten

Lebensmittel (verzehrbarer Anteil)	Portions- größe	Fett	Choles- terin	Ballast- stoffe	Kilo- kalorien	Kilojoule
	g/ml	g	mg	g	kcal	kJ
Eis-Kleinpackungen						
Buntstift	1 St.	2,0	0	0	26	108
Calippo Cola	1 St.	0	0	0	87	367
▪ Limette	1 St.	0	0	0	99	419
Capri	1 St.	+	0	0	53	225
Cornetto						
▪ Bottermelk Zitrone	1 St.	9,7	–	0	207	869
▪ Erdbeer	1 St.	8,9	–	0	232	975
▪ Haselnuss	1 St.	13,5	–	0	248	1037
▪ Royal	1 St.	18,8	–	0	341	1427
▪ Tiramisu	1 St.	10,0	–	0	204	854
▪ Whippy	1 St.	10,3	–	0	223	933
Cuja Mara Split	1 St.	3,0	–	–	95	403
*Diät-Becher						
▪ Erdbeer-Vanille	1 St.	4,7	–	–	100	418
▪ Schoko-Vanille	1 St.	6,9	–	–	110	459
Domino	1 St.	8,0	–	–	134	570
Frigurt Kirsche	1 St.	4,1	–	–	67	279
▪ Pfirsich-Maracuja	1 St.	4,1	–	–	69	287
I Cestelli	1 St.	11,0	–	–	259	1084
Joghurt fresh Kirsche	1 St.	5,0	–	–	182	761
Langnese Konfekt	1 St.	30,0	–	–	394	1650
Lila Pause Cocos-Mandel	1 St.	12,0	–	–	172	720
▪ Erdbeer-Joghurt-Crisp	1 St.	10,2	–	–	158	661
Lila Pause Nougat-Crisp	1 St.	10,7	–	–	163	682
▪ Vanille-Crisp	1 St.	10,5	–	–	166	695
Magnum, Classic	1 St.	19,0	–	–	292	1223
*Magnum light	1 St.	9,9	–	0	170	717
▪ Mandel	1 St.	22,0	–	–	323	1352
▪ Weiß	1 St.	19,0	–	–	309	1286
McSundae Eis (McDonald's)	1 St.	4,0	–	–	150	628

* = weniger Kalorien/weniger Zucker + = in Spuren enthalten
– = es liegen keine Daten vor 0 = nicht enthalten

Lebensmittel (verzehrbarer Anteil)	Portions-größe	Fett	Choles-terin	Ballast-stoffe	Kilo-kalorien	Kilojoule
	g/ml	g	mg	g	kcal	kJ
Mövenpick, Waffeltüte Blutorange	1 St.	13,1	–	–	321	1338
▪ Brombeer-Joghurt	1 St.	14,0	–	–	280	1172
▪ Crème Ananas	1 St.	12,3	–	–	314	1314
▪ Maple Walnuts	1 St.	20,0	–	–	331	1382
▪ Vanilla-Mandel	1 St.	19,4	–	–	329	1375
*natreen-Eis, Erdbeer	1 St.	8,6	–	–	191	794
▪ Schoko	1 St.	8,8	–	–	189	789
▪ Vanille	1 St.	9,7	–	–	191	796
*natreen-Fruchteis Erdbeer	1 St.	0,3	–	–	101	422
▪ Maracuja-Orange	1 St.	0,3	–	–	108	453
Nogger	1 St.	17,0	–	–	233	983
▪ Nogger choc	1 St.	22,0	–	–	296	1203
Quarkeiscreme, Waffeltüte Zitrone	1 St.	6,6	–	–	150	629
Schwarzwald-Becher	1 St.	8,0	–	–	172	729
Sky	1 St.	14,0	–	–	204	854
▪ Cocos	1 St.	17,0	–	–	228	954
Stracciatella	1 St.	7,5	–	–	129	541
Tartufo	1 St.	11,2	–	–	184	769
▪ Tartufo Bianco	1 St.	5,9	–	–	136	569
Zimteis-Stern	1 St.	8,0	–	–	134	563

Salate, Dressings, Saucen

Feinkostsalate, tafelfertig						
Budapester Salat^x	100	25,0	–	–	261	1096
Champignonsalat	100	30,7	–	–	303	1281
Dillhappen	100	23,0	–	–	245	1036
Eiersalat^x	100	17,0	–	–	193	816
▪ *Du-darfst-Eiersalat	100	9,0	164	–	147	578
Farmersalat^x	100	24,0	21	0,9	242	1011
Fleischsalat^x	100	36,0	45	0,9	358	1497
▪ *Du-darfst-Fleischsalat	100	17,9	40	–	205	860

* = weniger Kalorien/weniger Zucker/weniger Fett – = es liegen keine Daten vor
^x = Nadler Feinkost

Lebensmittel (verzehrbarer Anteil)	Portionsgröße g/ml	Fett g	Cholesterin mg	Ballaststoffe g	Kilokalorien kcal	Kilojoule kJ
= *Fleischsalat light^x	100	17,0	–	–	197	833
Floridasalat	100	25,9	–	–	289	1222
Geflügelsalat^x	100	16,0	34	1,1	207	866
= *Du-darfst-Geflügelsalat	100	7,4	34	–	136	568
= *Du-darfst-Putensalat	100	7,3	30	–	136	568
= *Geflügelsalat light^x	100	6,5	30	1,0	113	478
Heringssalat^x	100	21,0	31	0,7	227	949
Jägersalat^x	100	20,0	–	–	212	896
Karottensalat	100	16,1	14	0,9	168	709
Kartoffelsalat mit Mayonnaise^x	100	16,0	–	0,9	240	1008
*Du-darfst-Kartoffelsalat mit Créme fraîche	100	7,9	–	0,9	138	575
*Kartoffelsalat light^x	100	6,0	–	0,9	120	509
*Kartoffelsalat mit Mayonnaise^x	100	11,0	17	0,9	157	665
Kartoffelsalat mit Öl	100	6,6	0	0,9	113	477
Krabbensalat^x	100	35,0	97	0,1	351	1483
= *Du-darfst-Krabbensalat	100	13,0	90	0,1	177	737
Matjessalat	100	16,2	–	–	192	811
Nudelsalat, Italienischer^x	100	29,0	33	1,3	385	1629
= *Du-darfst-Nudelsalat	100	9,7	–	–	149	622
= *Nudelsalat Peking^x	100	1,0	–	–	92	383
Ochsenmaulsalat^x	100	1,0	–	–	45	190
Partysalat	100	17,0	–	–	180	753
Rindfleischsalat^x	100	22,0	–	–	246	1040
Russischer Salat^x	100	4,0	–	–	80	339
Satesalat Bali^x	100	14,0	–	–	222	927
Schinken-Lauch-Salat^x	100	17,7	26	0,7	217	919
= *Du-darfst-Schinken-Lauch-Salat	100	7,8	–	–	136	568
Seelachssalat^x	100	30,0	–	–	314	1327
Thunfischsalat^x	100	27,0	–	–	289	1222
Ungarischer Salat^x	100	23,5	30	1,0	248	1050

* = weniger Kalorien/weniger Fett – = es liegen keine Daten vor
0 = nicht enthalten ^x = Nadler Feinkost

Lebensmittel (verzehrbarer Anteil)	Portionsgröße	Fett	Cholesterin	Ballaststoffe	Kilokalorien	Kilojoule
	g/ml	g	mg	g	kcal	kJ
Waldorfsalat[x]	100	18,0	15	1,0	206	863
Weißkrautsalat[x]	100	16,0	20	1,1	183	764
Zazikisalat[x]	100	23,0	–	–	261	1093
Feinkostsaucen, tafelfertig						
Asia-Sauce	100	0,4	0	1,5	150	640
Barbecue-Sauce	100	0,3	0	0,7	115	480
Chili-Sauce	100	0,3	0	1,1	81	345
Cocktail-Sauce	100	13,0	–	0,7	180	750
Cumberland-Sauce	100	0,4	–	3,3	180	755
Curry-Sauce	100	13,0	0	0,7	186	775
Grill- und Steak-Sauce	100	0,2	0	0,3	139	584
Grüne-Pfeffer-Sauce	100	18,5	–	–	199	836
Jäger-Sauce	100	4,0	0	2,7	74	310
Ketchup						
= Curryketchup	100	0,3	0	0,6	64	270
= Tomatenketchup	100	0,3	0	0,8	116	487
= *Tomatenketchup light	100	0,3	0	0,6	50	210
Knoblauch-Sauce, hell	100	13,0	–	0,2	170	705
Mango-Chutney	100	0,2	0	1,5	168	714
Mayoghurt	100	18,2	–	0	222	939
Mayonnaise						
= 80 % Fett	100	82,5	140	0	782	3273
= 50 % Fett	100	52,0	52	0	490	2050
= *Delikatescreme »Leicht«	100	16,5	–	0	202	844
= *Halvanaise	100	38,0	40	0	390	1650
= *Leichte Belvita, cholesterinarm	100	20,0	0	0	245	1010
= Miracel Whip	100	40,0	45	0	410	1695
= *Miracel Whip Balance	100	20,0	20	0	235	970
Meerrettich	100	7,0	0	–	101	423
= mit Sahne	100	25,5	–	–	293	1230
Paprikamark	100	10,0	0	–	166	695

* = weniger Kalorien/weniger Fett   – = es liegen keine Daten vor
0 = nicht enthalten   x = Nadler Feinkost

Lebensmittel (verzehrbarer Anteil)	Portions-größe	Fett	Choles-terin	Ballast-stoffe	Kilo-kalorien	Kilojoule
	g/ml	g	mg	g	kcal	kJ
Piccalilli	100	1,5	0	–	80	337
Relish						
▪ Barbecue-	100	1,0	0	–	160	670
▪ Exotic-	100	1,0	0	–	150	630
▪ Fondue-	100	1,0	0	–	150	630
▪ Mexican-	100	1,0	0	–	110	460
Remoulade, 50 % Fett	100	50,0	50	+	500	2100
*Leichte Belvita-Remoulade	100	19,0	–	0	210	860
*Remoulade light	100	25,0	0	0	264	1114
Schaschlik-Sauce	100	0,4	0	0,7	105	435
Senf, mittelscharf	100	7,6	0	1,0	143	607
▪ extra scharf	100	9,5	0	1,5	165	698
▪ süß (bayerisch)	100	3,7	0	1,0	157	666
Soja-Sauce	100	0,6	0	0	70	293
Taco-Sauce	100	0,6	0	1,2	103	440
Tzatziki-Sauce	100	13,0	–	+	255	1075
Zigeuner-Sauce	100	0,2	0	1,5	82	345
Dressings, Salatsaucen, tafelfertig						
Balsamico-Dressing	100	10,0	–	+	114	480
Caesar-Dressing	100	14,0	–	+	170	710
French-Dressing	100	13,0	–	0,3	170	710
Joghurt-Dressing	100	13,0	–	0,2	163	675
Joghurt-Salatcreme	100	30,0	–	0	318	1336
▪ *becel Diät-Salatcreme	100	40,0	0	0	407	1709
▪ *Leichte Salatcreme	100	20,0	0	0	222	937
Kartoffelsalat-Sauce	100	50,0	–	0	474	1990
Saladessa-Dressings	100	32,0	–	0	325	1365
Salatfix						
▪ französische Art	100	25,5	–	–	277	1168
▪ italienische Art	100	5,0	–	–	64	271
▪ Kräutergarten	100	24,5	–	+	260	1092

* = weniger Kalorien/weniger Fett   + = in Spuren enthalten
– = es liegen keine Daten vor   0 = nicht enthalten

Lebensmittel (verzehrbarer Anteil)	Portionsgröße	Fett	Cholesterin	Ballaststoffe	Kilokalorien	Kilojoule
	g/ml	g	mg	g	kcal	kJ
▪ Kräuterwürzig	100	0	0	+	25	104
▪ *leicht, gekräutert	100	6,0	–	+	114	480
▪ mit Crème fraîche	100	14,0	–	–	166	697
▪ mit Joghurt	100	9,2	–	–	129	542
Thousand-Islands	100	12,5	0	+	176	735
Saucen aus Trockenprodukt oder aus Konzentrat, zubereitet						
Bratensaft, klar^x	100	2,8	5	0	42	175
Bratensauce, extra^x	100	2,4	+	0	56	235
Buttersauce hollandaise	100	45	78	0	433	1819
Helle Sauce^x	100	2,8	0	0	54	227
Jägersauce^x	100	1,6	0	0	36	150
Käsesauce^x	100	5,0	–	–	81	338
Kräutersauce mit Sahne^x	100	11,0	–	–	129	533
Rahmsauce^x	100	3,2	7	0	65	272
Spaghettisaucen^x						
▪ Sahne-Sauce Carbonara	100	7,6	90	0	102	428
▪ Tomaten-Sauce Napoli	100	1,0	0	1,5	60	250
Tartex, vegetabile Sauce						
▪ Braune Sauce	100	4,9	0	–	70	293
▪ Kräuter-Sauce	100	5,3	0	–	73	306
▪ Pilz-Sauce	100	5,0	0	–	70	293
Thomy-Saucen						
▪ à la Béarnaise	100	22,0	–	0	250	1050
▪ à la Hollandaise	100	28,0	–	0	280	1175
▪ Béchamel	100	26,0	–	0	260	1093
Weißwein-Zitronensauce^x	100	4,0	–	–	72	300
Zwiebelsauce^x	100	1,7	–	–	44	186

Fertiggerichte, Fertigmenüs

Brühen, klare Suppen; aus Trockenprodukt, zubereitet						
Gekörnte Brühe	250	+	0	0	5	21

* = weniger Kalorien/weniger Fett + = in Spuren enthalten
– = es liegen keine Daten vor 0 = nicht enthalten ^x = Knorr

Lebensmittel (verzehrbarer Anteil)	Portionsgröße	Fett	Cholesterin	Ballaststoffe	Kilokalorien	Kilojoule
	g/ml	g	mg	g	kcal	kJ
Gemüsebouillon, Instant	250	+	0	0	10	42
Klare Fleischsuppe, Würfel	250	1,2	0	0	19	78
Klare Hefe-Brühe, Instant	250	0,5	0	0	12	52
Pflanzliche Brühe, Würfel	250	0,7	0	0	10	42
Rindfleischbouillon	250	0,7	0	0	12	52
Suppen, Eintopfsuppen; verzehrfertig, in Dosen, tiefgefroren (TK) oder aus Trockenprodukt (zubereitet)						
Balkantopf (Dose)	250	7,5	–	–	197	829
Bihun-Suppe (TK)	250	6,0	–	–	120	504
Blumenkohl-Brokkoli-Suppe[x]	250	9,5	0	2,5	140	585
Bouillabaisse (Dose)	250	13,2	50	0,7	215	903
Champignoncreme-Suppe[x]	250	7,5	0	0,5	234	975
Chili con Carne (Dose)	250	3,7	–	–	247	1039
China-Suppe (TK)	250	7,5	–	–	112	472
Erbsentopf mit Speck[x]	250	3,5	3	7,5	162	671
Gemüse-Suppe Minestrone[x]	250	1,5	0	1,8	53	219
Grießklößchen-Suppe[x]	250	2,3	10	1,0	48	202
Grünkerncreme-Suppe[x]	250	10,5	0	1,7	157	653
Gulaschsuppe[x]	250	6,3	0	2,0	112	495
Hühnersuppe mit Nudeln[x]	250	1,0	18	1,0	84	354
Hummersuppe (Dose)	250	15,2	72	–	192	806
Kartoffel-Crème-fraîche-Suppe[x]	250	13,0	9	1,0	180	756
Kartoffel-Suppe mit Speck[x]	250	6,0	1	1,1	123	517
Käsecreme-Suppe[x]	250	11,0	6	0,5	153	642
Lauchcreme-Suppe[x]	250	7,0	0	1,0	115	483
Linsentopf mit Speck[x]	250	3,5	2	8,0	220	935
Markklößchensuppe[x]	250	5,5	10	0,7	95	399
Pichelsteiner Eintopf (Dose)	250	3,7	25	–	172	724
Rindfleisch-Suppe mit Fleischklößchen[x]	250	1,3	8	0,7	86	361
Spargelcremesuppe[x]	250	7,8	0	0,6	139	582
Tomatencremesuppe mit Croûtons	250	7,0	0	2,0	155	650

– = es liegen keine Daten vor   0 = nicht enthalten   [x] = Knorr

Lebensmittel (verzehrbarer Anteil)	Portionsgröße	Fett	Cholesterin	Ballaststoffe	Kilokalorien	Kilojoule
	g/ml	g	mg	g	kcal	kJ
Waldpilz-Suppe	250	10,5	5	1,0	152	638
Zwiebelsuppe[x]	250	2,5	–	–	75	315
Fertiggerichte in Dosen, tiefgefroren (TK) oder in der Folie						
Baguettes (TK)[xx]						
▪ Bolognese	125	11,0	–	–	269	1132
▪ Champignon	125	9,0	–	–	288	1209
▪ Hawaii	125	9,0	–	–	285	1200
▪ Provence	125	17,0	–	–	353	1479
▪ Salami	125	11,0	–	–	303	1274
▪ Tomaten-Käse	125	12,0	–	–	292	1226
Balkan-Röllchen (TK)	100	13,2	–	–	194	815
Bami Goreng (Dose)	100	2,5	–	–	144	605
Cannelloni (Folie)	100	5,3	202	–	113	475
Ćevapčići (Folie)	100	8,0	–	–	124	520
China-Gericht, süß sauer (Folie)	100	2,0	–	–	90	375
Chop Suey mit Reis (Folie)	100	0,8	–	–	107	450
Curryfleisch »Ceylon« (Folie)	100	16,5	–	–	190	798
Fischstäbchen (TK)	100	6,0	–	–	178	757
Frühlingsrolle (TK)	100	1,3	–	–	145	609
Gefüllte Paprikaschoten (Dose)	100	8,5	–	–	130	546
Gefüllte Scholle (TK), Lyoner Art	100	12,0	–	–	200	847
Grüne Bohnen mit Rindfleisch (Dose)	100	6,0	–	–	98	411
Grünkohl mit Rauchwürsten (TK)	100	9,0	–	–	121	512
Gulasch, ungarische Art (Dose)	100	10,0	–	–	156	655
Hacksteaks in Champignonrahmsauce (TK)	100	12,0	–	–	160	677
Happy Snack (TK)						
▪ mit Blattspinat und Putenfleisch	100	6,4	–	–	130	546
▪ mit Brokkoli und Schinken	100	5,9	–	–	125	525
▪ mit Frischkäse und Kräutern	100	7,4	–	–	140	590

– = es liegen keine Daten vor [x] = Knorr [xx] = Iglo

Lebensmittel (verzehrbarer Anteil)	Portionsgröße g/ml	Fett g	Cholesterin mg	Ballaststoffe g	Kilokalorien kcal	Kilojoule kJ
Hefeteigtörtchen, gefüllt (TK)						
▪ Bolognese	100	7,3	–	–	207	869
▪ Chili con Carne	100	6,6	–	–	204	857
▪ Lyon	100	6,1	–	–	205	861
▪ Marco Polo	100	3,1	–	–	170	714
Hirschgulasch (TK)	100	4,8	–	–	125	525
Hühnerfrikassee mit Reis (Folie)	100	3,0	–	–	105	441
Kalbsfrikassee (Dose)	100	6,0	–	–	110	462
Klopse in Kapernsauce (Dose)	100	8,0	–	–	124	520
Kohlrouladen (Dose)	100	4,0	–	–	74	311
Königsberger Klopse (TK)	100	12,0	–	–	160	672
Labskaus (Dose)	100	7,4	19	1,6	168	702
Lasagne (Folie)	100	8,5	61	0,8	177	739
Nasi Goreng (Dose)	100	3,0	–	–	153	643
Paella (Folie)	100	6,0	–	–	154	647
Pizza (TK)						
▪ Al Forno 4 Käse[x]	100	11,0	–	–	263	1104
▪ Crossa[x]						
Champignon-Blattspinat	100	9,0	–	–	197	826
Bolognese	100	12,0	–	–	248	1039
Classica	100	13,0	–	–	241	1008
Salami	100	15,0	–	–	263	1099
Schinken	100	13,0	–	–	261	1093
▪ Ristorante[xx]						
*Salami 50 % fettreduziert	100	6,2	–	–	205	866
*Speciale 50 % fettreduziert	100	5,6	–	–	190	793
▪ Tomate-Mozzarella	100	4,0	–	–	161	678
Putenmedaillons mit Reis (Folie)	100	1,0	–	–	93	391
Ragout fin (Dose)	100	6,5	–	–	107	450
Ravioli in Tomatensauce (Dose)	100	2,7	200	0,6	88	368
Rindergulasch mit Spätzle (Folie)	100	2,5	–	–	109	458

* = weniger Kalorien/weniger Fett – = es liegen keine Daten vor
[x] = Iglo [xx] = Dr. Oetker

Lebensmittel (verzehrbarer Anteil)	Portionsgröße	Fett	Cholesterin	Ballaststoffe	Kilokalorien	Kilojoule
	g/ml	g	mg	g	kcal	kJ
Rinderschmorbraten in Pfefferrahmsauce (TK)	100	6,2	–	–	100	418
Sauerbraten mit Spätzle (Folie)	100	2,5	–	–	103	433
Schlemmer-Fischfilet (TK)ˣ						
▪ à la Bordelaise	100	11,0	–	–	179	758
▪ Champignon	100	16,0	–	–	220	915
▪ Italiano	100	7,0	–	–	115	480
▪ Philadelphia	100	5,8	–	–	110	456
▪ Picante	100	5,2	–	–	101	424
Scholle »Sylter Art« (TK)ˣ	100	13,0	–	–	229	957
Seelachsfilet (TK)ˣ						
▪ in Kräuterrahmsauce	100	4,0	–	–	92	386
▪ in Petersiliensauce	100	2,0	–	–	90	378
Serbisches Reisfleisch (Dose)	100	4,0	–	–	128	537
Spaghetti (Mirácoli)	100	3,2	–	1,2	140	585
▪ Carbonara (Mirácoli)	100	5,6	–	1,0	159	670
Zigeunerfleisch mit Reis (Folie)	100	1,5	–	–	109	458
Vollwert-Fertiggerichte						
Vollwert-Menü						
▪ Mehrkorn-Gemüsebratling	1 Por.	18,0	–	–	570	2420
▪ Naturreis mit Spinat	1 Por.	23,0	–	–	630	2668
▪ Pilzpfanne	1 Por.	18,0	–	–	490	2078
▪ Zucchini-Soja-Pfanne	1 Por.	14,0	–	–	490	2078
Vollwert-Menü (TK)						
▪ Blumenkohl-Brokkoli-Gratin	1 Por.	20,0	–	–	390	1650
▪ Blumenkohl Gärtnerin Art	1 Por.	18,0	–	–	450	1908
▪ Bunte Gemüseplatte	1 Por.	22,0	–	–	430	1820
▪ Chinesische Gemüsepfanne	1 Por.	8,0	–	–	340	1440
▪ Französische Gemüsepfanne	1 Por.	10,0	–	–	380	1610
▪ Gemüse-Kartoffel-Gratin	1 Por.	15,0	–	–	360	1530

– = es liegen keine Daten vor ˣ = Iglo

Lebensmittel (verzehrbarer Anteil)	Portionsgröße	Fett	Cholesterin	Ballaststoffe	Kilokalorien	Kilojoule
	g/ml	g	mg	g	kcal	kJ
▪ Spinatklößchen	1 Por.	22,0	–	–	620	2630
Vollwert-Teller						
▪ Blattspinat mit Gemüse	1 Por.	22,0	–	–	340	1440
▪ Linsengemüse süß sauer	1 Por.	16,0	–	–	380	1600
▪ Vollkorn-Hörnchen Mexicana	1 Por.	6,0	–	–	300	1240
▪ Vollkorn-Sommergemüse	1 Por.	8,0	–	–	280	1180
▪ Vollkorn-Spaghetti	1 Por.	6,0	–	–	272	1160
*Leicht-Menüs						
Du-darfst-Fertiggerichte						
▪ Alaska-Seelachsfilet	1 Por.	5,7	–	–	212	893
▪ Curryhuhn	1 Por.	11,0	72	–	363	1529
▪ Ente klassisch	1 Por.	6,0	–	–	278	1175
▪ Entenfleisch mit Rotkohl	1 Por.	8,0	75	–	296	1248
▪ Gemüsetopf Chili	1 Por.	3,7	–	–	257	1087
▪ Huhn Toscana	1 Por.	8,0	45	–	332	1401
▪ Hühnerfrikassee	1 Por.	5,7	–	–	287	1212
▪ Kasseler	1 Por.	8,0	73	–	268	1129
▪ Königsberger Klopse	1 Por.	14,0	–	–	358	1504
▪ Pilzragout	1 Por.	6,0	35	–	230	970
▪ Putenbrust in Salbeisauce	1 Por.	11,0	60	–	347	1461
▪ Rindergulasch	1 Por.	10,0	74	–	370	1560
▪ Rinderroulade	1 Por.	12,0	60	–	336	1413
▪ Schweinegeschnetzeltes	1 Por.	10,0	86	–	310	1305
▪ Wirsingroulade	1 Por.	16,4	40	–	292	1219
▪ Zwiebelhackbraten	1 Por.	13,0	–	–	329	1381
Vegetarische Fertiggerichte, tafelfertig (Reformhaus)						
granoVita						
▪ Chili con Carne	100	3,6	0	4,0	100	420
▪ Phag-Schnitten	100	4,6	0	–	121	515
▪ Soja-Klößchen	100	14,0	0	–	220	933
▪ Soja-zart	100	17,3	0	–	213	902

* = weniger Kalorien/weniger Fett – = es liegen keine Daten vor
0 = nicht enthalten

Lebensmittel (verzehrbarer Anteil)	Portionsgröße	Fett	Cholesterin	Ballaststoffe	Kilokalorien	Kilojoule
	g/ml	g	mg	g	kcal	kJ
• Vegetarisches Gulasch	100	2,7	0	2,9	54	230
Tartex						
• Burgunder Art	100	4,0	0	–	75	320
• Dinkel-Klößchen in Gartengemüse	100	9,0	–	–	135	555
• in Kapernsauce	100	12,0	–	–	150	615
• in Tomaten-Kräutersauce	100	9,0	–	–	130	545
• Freiburger Schmortopf	100	4,5	0	–	87	362
• Frikadellen	100	9,0	–	–	195	810
• Frikassee	100	5,5	–	–	104	435
• Gulasch	100	6,7	–	–	126	527
• Ragout ungarisch	100	5,0	–	–	105	440
• Ravioli mit Gemüse	100	2,0	–	–	97	409
• Ravioli mit Pilzen	100	2,0	–	–	97	409
• Sugo Arrabbiata	100	6,0	–	–	96	399
• Sugo Classic	100	4,8	–	–	88	368
• Sugo Romana	100	6,3	–	–	98	407
Tofu-Auflauf (TK)						
• Brokkoli	100	10,5	0	–	167	701
• Spargel	100	6,8	0	–	142	596
• Spinat	100	4,2	0	–	115	483
• Tofu-Käse	100	13,2	–	–	206	865
Vegetarische Menükomponenten, tafelfertig (Reformhaus)						
Gemüse-Komponenten (TK)ˣ						
• Gemüse-Burger	100	8,0	–	–	167	701
• Gemüse-Stäbchen	100	7,0	–	–	174	729
• Spinat-Medaillons	100	6,2	–	–	203	849
Tofu-Röstlinge (TK)						
• Blumenkohl	100	5,7	0	–	125	529
• Brokkoli	100	3,2	0	–	101	428
• Champignon-Lauch	100	3,5	0	–	111	466
• Gemüse	100	3,6	0	–	117	495
• Getreide	100	3,8	0	–	130	550

– = es liegen keine Daten vor   0 = nicht enthalten   ˣ = Iglo

Lebensmittel (verzehrbarer Anteil)	Portionsgröße	Fett	Cholesterin	Ballaststoffe	Kilokalorien	Kilojoule
	g/ml	g	mg	g	kcal	kJ
Vegetarische Bratlinge						
▪ Gemüse	100	6,8	0	–	176	745
▪ Grünkern-Käse	100	12,8	–	2,7	266	1126
▪ Heideländer	100	17,4	0	3,8	249	1056
▪ Lüneburger	100	22,3	0	8,0	332	1407
▪ Quinoa	100	7,3	0	6,2	179	760
Vegetarische Würstchen						
▪ Bratwürstchen	100	27,3	0	2,4	303	1279
▪ Freiburgerle	100	30,0	–	–	315	1295
▪ Freiburgerle						
Weiße mit Dinkel	100	29,0	5	–	310	1300
Weiße mit Gemüse	100	32,0	5	–	320	1350
Zwergle	100	28,5	–	–	310	1300
▪ Landbratwurst	100	23,4	0	–	280	1185
▪ Wienerle	100	35,2	0	0,1	361	1526
▪ Würstchen pikant	100	35,0	0	0,6	354	1495

Essen außer Haus

Im Fast-Food-Restaurant						
Big Bacon & Eggs	1 Por.	23,0	–	–	445	1862
Big Mäc	1 Por.	25,3	57	2,5	503	2107
Big Tasty	1 Por.	51,0	–	–	850	3556
Big Tasty Bacon	1 Por.	55,0	–	–	903	3778
Cheeseburger	1 Por.	13,0	36	1,3	312	1090
Chickenburger	1 Por.	13,0	–	–	360	1506
Chicken Gourmet	1 Por.	13,0	–	–	455	1904
Chicken Gourmet Bacon	1 Por.	15,0	–	–	480	2008
Chicken Gourmet Chipotle	1 Por.	19,0	–	–	515	2155
Chicken Gourmet Chipotle Bacon	1 Por.	21,0	–	–	550	2301
Chicken McNuggets	6 St.	13,1	51	2,4	238	996
Chicken Wrap	1 Por.	14,0	–	–	315	1318
Crispy Chicken Caesar Salad	1 Por.	16,0	–	–	300	1255

– = es liegen keine Daten vor 0 = nicht enthalten

Lebensmittel (verzehrbarer Anteil)	Portionsgröße	Fett	Cholesterin	Ballaststoffe	Kilokalorien	Kilojoule
	g/ml	g	mg	g	kcal	kJ
Doppelcheeseburger	1 Por.	23,0	–	–	440	1841
Doppelhamburger	1 Por.	16,0	–	–	350	1464
Filet-o-Fish	1 Por.	16,0	–	–	350	1464
Fischmäc	1 Por.	20,9	25	1,2	408	1710
Grilled Chicken Caesar Salad	1 Por.	7,0	–	–	185	774
Hamburger	1 Por.	8,9	22	1,2	258	1083
Hamburger Royal	1 Por.	27,3	74	2,2	514	2152
Hamburger Royal TS	1 Por.	29	65	3,2	510	2134
McChicken	1 Por.	18	45	2,4	420	1757
McFischstäbchen	1 Por.	7,0	–	–	235	983
McFresh GTS	1 Por.	29,0	–	–	510	2134
McRib	1 Por.	22,1	56	2,2	485	2034
Nizza-Salat	1 Por.	4,0	–	–	105	439
Pommes frites groß	160	23,6	0	3,0	468	1964
Pommes frites klein	80	12,0	0	1,5	235	983
Shrimp Lemon	1 Por.	13,0	–	–	295	1234
Texas Mac	1 Por.	34,0	–	–	600	2510
Am Imbissstand						
Baguette						
▪ mit Salami und Gewürzgurke	1 Por.	23	53	4	550	2299
▪ mit Schinken, Käse und Tomaten	1 Por.	24	71	3	531	2225
Bockwurst						
▪ mit Senf und Kartoffelsalat	1 Por.	44	78	6	633	2646
▪ mit Senf und Semmel	1 Por.	35	70	2	554	2324
Currywurst						
mit Ketchup und Semmel	1 Por.	24	50	2	414	1733
Döner (Fladenbrot) mit						
Fleisch- und Salatfüllung	1 Por.	17	151	6	665	2783
Fleischpflanzerl (Frikadelle)						
mit Senf und Kartoffelsalat	1 Por.	19	80	7	414	1740
Gegrilltes Hähnchen (1/2)						
mit Semmel	1 Por.	40	280	1	806	3374

– = es liegen keine Daten vor   0 = nicht enthalten

Lebensmittel (verzehrbarer Anteil)	Portionsgröße	Fett	Cholesterin	Ballaststoffe	Kilokalorien	Kilojoule
	g/ml	g	mg	g	kcal	kJ
Leberkäs						
▪ mit Senf und Kartoffelsalat	1 Por.	45	119	4	628	2628
▪ mit Senf und Semmel	1 Por.	36	111	1	536	2240
Leberkäs mit Spiegelei und Kartoffelsalat	1 Por.	54	364	4	745	3118
Pommes frites mit Ketchup und Mayonnaise	1 Por.	21	20	3	278	1161
Rostbratwurst						
▪ mit Sauerkraut und Semmel	1 Por.	33	69	6	549	2293
▪ mit Senf und Semmel	1 Por.	29	66	2	474	1981
Schaschlik mit Pommes frites und Ketchup	1 Por.	31	238	5	540	2259
Weißwurst mit süßem Senf und Laugenbrezel	1 Por.	31	73	2	517	2163
In der Gaststätte						
Blut- und Leberwurst Hausmacher Art mit Sauerkraut und Salzkartoffeln	1 Por.	73	190	8	956	4004
Eierpfannkuchen mit Konfitüre	1 Por.	12	114	2	470	1972
Eisbein mit Erbspüree und Sauerkraut	1 Por.	27	121	12	641	2262
Entenbraten mit Orangensauce und Kartoffelkroketten	1 Por.	46	212	3	683	2854
Fischfilet paniert mit Remouladensauce und Salzkartoffeln	1 Por.	39	137	6	663	2777
Fischstäbchen mit Kartoffelpüree	1 Por.	24	135	4	506	2115
Forelle Müllerin Art mit Petersilienkartoffeln	1 Por.	17	152	6	490	2054
Gaisburger Marsch	1 Por.	14	168	4	404	1692
Gänsebraten mit Rotkohl und Kartoffelklößen	1 Por.	66	175	7	959	4013

Lebensmittel (verzehrbarer Anteil)	Portionsgröße	Fett	Cholesterin	Ballaststoffe	Kilokalorien	Kilojoule
	g/ml	g	mg	g	kcal	kJ
Germknödel mit Vanillesauce	1 Por.	30	93	7	572	2394
Heringsfilet in Sahnesauce mit Salzkartoffeln	1 Por.	18	102	6	406	1700
Hühnerfrikassee mit Reis	1 Por.	26	153	2	502	2101
Kalbsgeschnetzeltes Züricher Art mit Rösti	1 Por.	36	163	5	575	2407
Kalbsleber mit Äpfeln, Zwiebeln und Kartoffelpüree	1 Por.	24	370	5	464	1940
Kalbsschnitzel mit Champignonrahmsauce und Reis	1 Por.	28	168	3	628	2623
Kartoffelpuffer mit Apfelmus	1 Por.	25	70	7	492	2062
Käsespätzle mit Blattsalat in Essig-Öl-Dressing	1 Por.	20	178	4	420	1760
Kasseler mit Sauerkraut und Salzkartoffeln	1 Por.	20	62	9	458	1920
Kohlroulade mit Kartoffelpüree	1 Por.	25	42	10	465	1940
Königsberger Klopse mit Kapernsauce und Kartoffelpüree	1 Por.	30	114	4	508	2130
Lammkeule mit grünen Bohnen und Salzkartoffeln	1 Por.	41	124	9	674	2818
Lammkoteletts mit weißen Bohnen und Bratkartoffeln	1 Por.	47	109	8	766	3207
Matjeshering Hausfrauenart mit Bratkartoffeln	1 Por.	50	157	6	681	2854
Maultaschen in klarer Fleischbrühe	1 Por.	10	142	3	288	1206
Mettwurst mit Grünkohl und Pellkartoffeln	1 Por.	28	60	12	492	2060
Rehkeule mit Preiselbeeren, Rosenkohl und Spätzle	1 Por.	33	277	7	702	2938
Rinderbraten mit Rotkohl und Kartoffelklößen	1 Por.	18	70	8	503	2108

Lebensmittel (verzehrbarer Anteil)	Portionsgröße	Fett	Cholesterin	Ballaststoffe	Kilokalorien	Kilojoule
	g/ml	g	mg	g	kcal	kJ
Rinderleber mit Röstzwiebeln und Kartoffelpüree	1 Por.	29	777	5	641	2687
Rindersteak mit Kräuterbutter und Rohkostsalat mit Joghurtdressing	1 Por.	35	197	3	499	2090
Rindsgulasch mit Salzkartoffeln	1 Por.	14	88	7	419	1752
Rumpsteak mit Röstzwiebeln und Bratkartoffeln	1 Por.	25	153	6	579	2428
Sauerbraten mit Semmelknödeln	1 Por.	27	224	3	597	2496
Schweinebraten mit Bayerischkraut und Kartoffelklößen	1 Por.	25	117	8	616	2584
Schweineschnitzel, paniert mit Pommes frites	1 Por.	24	182	5	543	2273
Tafelspitz mit Meerrettichsauce und Salzkartoffeln	1 Por.	21	101	6	466	1950
Beim Italiener						
Lasagne al forno	1 Por.	34	256	2	525	2202
Pizza						
▪ al formaggio	400	52	308	7	1136	4760
▪ al tonno	400	41	28	8	804	3372
▪ frutti di mare	400	16	232	6	672	2812
▪ Margherita	400	18	14	10	903	3784
▪ napoletana	400	47	32	8	988	4132
▪ quattro stagioni	400	20	24	11	864	3612
▪ salami	400	56	48	8	1056	4428
▪ siciliana	400	36	80	5	684	2868
Spaghetti						
▪ bolognese	1 Por.	19	144	5	473	1981
▪ Carbonara	1 Por.	44	263	5	721	3014
▪ napolitana	1 Por.	13	119	5	434	1842
Tagliatelle						
▪ mit Gorgonzolasauce	1 Por.	22	144	4	490	2055
▪ mit Pilzsauce	1 Por.	19	109	8	476	1995

Impressum

© 2008 GRÄFE UND UNZER VERLAG GmbH, München

Erweiterte und aktualisierte Neuausgabe von »Cholesterin«,
GRÄFE UND UNZER VERLAG 1990, ISBN 978-3-7742-3179-5

Programmleitung: Ulrich Ehrlenspiel
Redaktion: Yvonne Schnur
Satz und Lektorat: Maja Mayer für bookwise, München
Bildredaktion: Henrike Schechter
Gestaltung: independent Medien-Design GmbH, München
Fotos: Cover: Marcel Weber; U4: Stockfood
Produktion: Gloria Pall
Druck und Bindung: Ludwig Auer GmbH, Donauwörth

ISBN 978-3-8338-1138-8

2. Auflage 2009

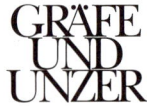

GRÄFE
UND
UNZER

Ein Unternehmen der
GANSKE VERLAGSGRUPPE